ミュリエル・スキート
Muriel Skeet

看護覚え書き

看護学と看護術

小玉香津子 [訳]

Notes on Nursing:
The Science and The Art

1980

日本看護協会出版会

編集部註

本書は，1985 年刊行の『二つの看護覚え書き：スキート篇』の復刻版である。
復刻にあたり，nurse の訳語を「看護婦」から「看護師」に改めた。また，
地名の変更などについて，訳者註・編集部註にて適宜補足した。

凡例

原書中の強調のための斜体は，**太字**とした。
＊は原書註。
†は訳者註。

Notes on Nursing：the Science and the Art.
by Muriel Skeet. Edinburgh：Churchill Livingstone, 1980.

訳者まえがき

　1859年，フロレンス・ナイチンゲールは，「クリミアにおける彼女の活動以上にめざましい」と当時称えられた快挙を遂げた。『看護覚え書き』の出版である。医学とは別の看護というはたらきに歴史上はじめて光をあてたこの著作は，家庭婦人を対象とした，わかりやすくて実用的な「家庭を健康に保つ入門書」のかたちをとりながら，確とした看護の本質を語っていた。実際，『看護覚え書き』は，時代を越えて看護師たちに読み継がれてきている。

　しかし，看護を取り巻くさまざまの状況は，ここ1世紀余の間に大きく変わった。たとえば，ナイチンゲールお得意の新鮮な空気に関して言えば，大気汚染が世界的な現象となり，また，家屋内には空調機器が普及した。ケアの管理に関して言えば，ヘルスケア・システムの大規模化や複雑化のなかで，なにを管理すべきかを看護師が見失わないためには，最新諸科学を駆使した手段を用いる必要が生じてきた。

　と言うわけで，長年にわたって世界保健機関（WHO）のコンサルタントをつとめる英国の看護師ミュリエル・スキートは，1980年にいたり，『看護覚え書き』の現代版を著した。ナイチンゲールとまったく同じ章立てで，120年の間になにがどう変わったか，しかし変わらないのはなにかを追求したのである。その結果，スキートは，看護の機会と方法が想像以上に増え，看護師の責任が大幅に高まったことを確認した。一方で彼女は，現代の看護師一人一人がナイチンゲールの『看護覚え書き』に改めて直接学ぶべきであることを痛感したのである。『二つの看護覚え書き』（編集部註：尾田葉子

i

訳〔ナイチンゲール篇〕と小玉香津子訳〔スキート篇〕の2分冊。本書は後者の復刻版）はこうして生まれた。

　おそらくは，われわれ日本の看護師を含め，世界中の看護師の誰もが，スキートと同じように1世紀余の時間を意識してナイチンゲールの『看護覚え書き』を読んできたに違いないのであるが，そのようにして読んだ結果を書くことはしなかった。スキートはそれをした。現代版『看護覚え書き』もまた，先駆者看護師の快挙なのである。スキートの『看護覚え書き』は，ナイチンゲールのそれ同様，独創的であると同時に，ナイチンゲールのそれの今日的価値を強化している。両者を併せて読むことにはそのような意義がある。

　さて，フロレンス・ナイチンゲールは，『看護覚え書き』をたびたび加筆・訂正したが，大幅なそれは1回であり，しかも書き加えはしたが削除や変更はしなかったと言ってよいであろう。日本で今日広く読まれている現代社刊『看護覚え書』のテキストはこの増補改訂版（1860年）である。初版（1859年。以後，誤植の訂正をして版を重ねた）との最も大きな違いは，「看護師とは」ではじまる補章が新たに加わっていることで，その他には各章各所に相当量の加筆，脚註の本文への組み入れ，若干の文章の位置移動が見受けられる。筆者もその一人である現代社刊『看護覚え書』の訳者グループは，看護師である読者を想定し，まずは補章を重視するゆえに，またいくつかの理由から，上記増補改訂版を「決定版」であると考えるゆえに，これをテキストに用いたのであった。

　ところで，スキートがテキストに使った『看護覚え書き』は初版本である。欧米の看護界ではどういうわけか最近までのところもっぱら初版本が読まれている様子で，この場合もやはりそうであった。

　このたび，スキートの著作はともかく，すでに現代社刊『看護覚え書』が普及しているところへ，内容的にはそっくりそこに包含される初版本を重ねて紹介する理由は，一つには，書誌学的に意味が

あると考えるからである。出版2カ月以内に15,000冊が売れたという『看護覚え書き』の原型こそは，ナイチンゲールの看護の精髄ではないだろうか。また，初版は一般の女性のために書かれ，増補改訂版は看護師のためにつくられたとかねて言われているが，はたして本当だろうか。両者を並べて読むことは，これらの考証的研究に資するであろう。その他の『看護覚え書き』をめぐる論考，ひいてはあらゆるアプローチのナイチンゲール研究にも有用であろう。

　二つには，看護師ではない訳者を得ることができたからである。概してわれわれ日本の看護師はこれまで，『看護覚え書き』を看護学原論の典拠として位置づけ，看護と言うよりは看護学の当代の成果に立脚して読んできた感がある。その結果，時には解釈のしすぎのような読み方をしてきたのではないだろうか。今回の翻訳は，その意味では淡々と『看護覚え書き』の英文を日本語に移している。看護学の自己投影を排した『看護覚え書き』はいっそ明解で味わい深い。この効果には，初版本が基本のすべてを含んでいる事実があずかっているかもしれない。

　じつは初版『看護覚え書き』の訳本は，1913（大正2）年に日本赤十字発行所から（岩井禎三訳『看護の栞』），また，1968（昭和43）年に現代社から（筆者訳）出版されているが，前者は今では国会図書館蔵の貴重本であり，一般の目に触れ難く，後者は増補改訂版に吸収された。したがって，ここに出版する初版『看護覚え書き』は，読者にとって現在入手可能な唯一のものであることを付記しておきたい。

　ナイチンゲールおよびスキートによる2つの『看護覚え書き』が，ここ日本ではスキートが考えている以上に2つあることの多様な価値を発揮できればよいと願っている。

　　1985年4月

　　　　　　　　　　　　　　　　　　　　　　小玉香津子

序

　言うまでもなく，英国の看護におけるフロレンス・ナイチンゲールの卓越した存在は，揺るぎのないものである。彼女の数々の著作が120年前と変わらず今も看護についての適切な記述である事実は，彼女の賢明さの証である。

　世界中の看護の文献に彼女の名が幾度となく出てくるそのことは，物事の核心をつかむにあたっての彼女の洞察力と，看護の本質を分析，検討する彼女の力量を例証している。

　たいていの看護師は，ナイチンゲールの著作を読んでいると，ふいにある一句に出会ってはたと立ち止まり，考え込み，しかるのちに看護を見抜くまったく新しい展望が開けたことを知る，といった経験をいつかはするであろう。私自身は彼女の「私は他によい言葉がないために看護という言葉を使う」や「看護を構成するこの要素自体がまったく理解されていない」という言葉をたびたび熟考してきている。

　ミュリエル・スキートも明らかにナイチンゲールの言葉に刺激され，熟考した経験を持つ同志であり，本書にはナイチンゲールその人の言葉と，スキートの考察とが一緒に載せてある。本家本元のナイチンゲールの名言は，年月の試練に耐えてきた。スキートは，それに対する彼女の考察に，看護についての幅の広い見解を織り込んでいる。その見解は，彼女がここ英国において看護サービスに従事した経験，看護の基本的研究に取り組んだ年月，相当量に及ぶ国際的な看護活動の経験をふまえたものである。彼女は，毎日の看護の実際的な諸問題，複雑な技術進歩，研究分野としての看護，人口の

高齢化や環境汚染などの現代の社会問題を総合しているのである。

　おそらく私たち一人一人は，ナイチンゲールの著作を読んで，かなりまちまちな考えを抱くに違いない。スキートの考察も，それらが私たちとは違った看護経験のなかから生まれ出たものであり，私たちはまた別の推論をするがゆえに，私たちの考察とは違うこともあるかもしれない。しかし私は，ここに述べられた彼女の考えは，看護という職業について，個人のケアへの看護の寄与について，国家的な，また，国際的な看護の重要性についての新鮮な考え方を促すものであると信じている。

　もしも看護が自らの高遠な伝統を保持したいのであれば，私たちはナイチンゲールの鋭い分析的アプローチを範としなければなるまい。

　　1980 年　マンチェスターにて
　　　　女男爵　マックファーレン・オブ・ランダフ
　　　　　　　　　マンチェスター大学看護学部教授

まえがき

　フロレンス・ナイチンゲールについては，彼女が生きているとき
から，また，1910 年に亡くなってからも，じつに多くが語られてき
た。

　1962 年に出版されたビショップ（W. J. Bishop）によるすぐれた
伝記付き書誌（フロレンス・ナイチンゲール財団が国際看護師協会
（ICN）のために編纂したもの）の序文のなかで，ICN 教育部主席理
事のエレン・ブロア（Ellen Broë）は次のように言っている。「彼女
の書いたものは無視され，彼女の最も重視さるべき業績は忘れ去ら
れている一方で，偉人ナイチンゲールを称える通俗的な語り継ぎは
なくならない」。

　今こそまさに，看護職の指導者層が（そしてできれば医療職の指
導者層も共に），伝記作家の著作ではなく，ナイチンゲールその人の
著作を読むべき機である！　たとえば，1893 年にシカゴで開かれた
かの世界大博覧会の看護分科会に彼女が寄せた論文[†]から読みはじ
めるのもよいであろう。彼女はそのなかで，手当てさるべきは病気
ではなく病人であること，予防は治療に比較できないほど勝るこ
と，一般に行われている入院加療は真の健康をもたらさないであろ
うこと，また，看護はその理想を保持すべきであるがそれを実現す
る方法のうちのあるものは当然変わるであろうことを述べている。

　ナイチンゲールの著作には，社会学者や精神身体医学の専門家，
また，世界保健機関（WHO）のスポークスマンなどが近年発表す

[†] F. ナイチンゲール（薄井坦子，他編訳）（1974）：病人の看護と健康
を守る看護．ナイチンゲール著作集第 2 巻，現代社．

る見解についての予測がたくさん見出されることから，彼女の無類の代表作，『看護覚え書き——本当の看護とそうでない看護』が取り上げているテーマの一つ一つに注目し，それらを120年後の現実に照らして考察することは興味深いであろうと，筆者は考えたのである。その結果を僭越ながらここに発表するのは，読者がナイチンゲールの著作の文学的価値を改めて評価し，認識するための一助となればと思うからである。米国の詩人エズラ・パウンド（Ezra Pound）も，「文学はいつまでもニュースであるニュース」と言っている。1860年に『看護覚え書き』を賞賛した「ランセット」誌の書評はまことに明瞭であった——「きびきびと表現されかつ巧妙に配列された，簡潔で明快で示唆に富んだ思想を擁する含蓄の深い本である」——まさしくそのとおりであり，『看護覚え書き』は，書かれたときと変わらず今日もそのまま通用するのである。筆者はここにその証明を終えた。

　　1980年　ロンドンにて

　　　　　　　　　　　　　　　　　　ミュリエル・スキート

目　次

プロローグ

> ジェロント：心臓と肝臓の場所を取り違えておられるのではありませんか。心臓は左側，肝臓は右側でございます。
> スガナレル：確かに昔はそうだった。だが私たちはすべてをすっかり変えたのだ。今では昔と違うまったく新しい方法で医療を行っておる。
> ——モリエール『いやいやながら医者にされ』(Le médicin malgré lui) 第2幕

　カルモンテル (L. C. Carmontelle) の描いた肖像画の，美々しく，当時の流行の先端をゆく装いの神童が，モーツァルトを真に理解することを妨げているように，スクタリ[†1]で傷ついた兵士たちを看取るフロレンス・ナイチンゲールを描いた図は，彼女の真価を知るうえでの妨げとなっている。

　多くの人々にとって，また，おそらくは大多数の看護師たちにとって，ナイチンゲールは「ランプを持つ貴婦人（レイディ）」である。初老にいたるまで病気で床に就き，その病床からおびただしい数の手紙を書き送った人，あるいは，他の誰よりも，医師のしもべという看護師のイメージを作り上げた責任の大きい人，とも思われている。

　実際，クック (E. T. Cook) がそのすぐれたナイチンゲール伝のなかで言っているように，「女性の仕事および働く機会の領域が現代ではあまりにも幅広くなっているので，フロレンス・ナイチンゲールの次の世代の読者は，彼女がどれほど先駆者であったかを実感するために，いささか努力して好意的な想像力をはたらかせる必

---

†1　現・トルコ共和国ユスキュダル。

要があるのではなかろうか」*。クックがこう書いたのはおよそ70年前のことである。とすると，その領域がさらに一段と幅広くなっている3世代後の現代に彼女の業績を展望する私たちは，並たいていではない好意的想像力をはたらかせなければなるまい。

19世紀の半ばまでは，病院は「なんの資格も持たない看護師を雇っていたが，それは看護のような不快な仕事をまともな人間が引き受けるとは考えられなかったからである。看護師のしなければならない職務はまことに不愉快なことどもであり，めげずに働くためにはなにか刺激が必要であるから，彼らの多くが飲酒をするのも驚くにあたらない」。アグネス・ジョーンズ(Agnes Elizabeth Johns)†2がリバプールで部下の看護師35人を，酒びたりを理由に解雇せざるを得ない立場に立たされてから5年も経たないうちに，ハイゲートの新しい救貧院病院の医師監督は，ナイチンゲールの訓練した若い女性たちについてこう書いている。「彼らは申し分なく病気についての知識に通じており，気概に満ちて働いている。私はこのような看護師を未だかつて見たことがない。なかでも私を驚かせたのは，彼らが自分の仕事に寄せている心からの関心であり，そしてそれこそが彼らの成功の秘訣なのである」。

ナイチンゲールは，いろいろな職業が伝統的に教会と固く結びついているが，看護の場合，これがそのままでよいかどうか一考の要があると気づいた。そして彼女は，「私は看護修道女会をつくろうとはさらさら思っていませんで，給料の高い仕事を1つ生み出すつもりでした」と書いている。それはまだ実現していないではないかと

＊「プロローグ」中の引用はすべて，1914年に出版されたE. T. Cook著"The Life of Florence Nightingale"による。
†2　1832-1868。聖トマス病院ナイチンゲール看護学校卒業生で，ナイチンゲールの愛弟子。ウィリアム・ラスボーンが着手したリバプール救貧院病院の看護改革を引き受け，3年間で異例の改善をもたらしつつあったところ，36歳にしてチフスにより殉職。

言う読者もいるかもしれないが，100年ほど前にナイチンゲールがそうした新しい方向づけをして以来，看護がその方向をめざして長い道程を歩んできていることは，何びとも否定できないであろう。ランプを手に病床から病床へとめぐり歩く優しい貴婦人ということについて言うならば，ナイチンゲールはじつに長期間にわたって陸軍省を激しく攻撃し続けたのであった。その彼女が抱いていたのは漠然とした感傷的な願望などではなく，人々を助けたいという，深いところに根ざした真剣な願いであった。彼女の考えでは，人々への援助は知識に基づいていなければならず，看護の場合，それは文系と理系の両方の学問知識をふまえたものでなければならなかった。

　もしも今，ナイチンゲールがいたなら，現代の看護師の教育や活動についてどう思うであろうとか，あるいはどうは思わないであろうとか，安易に憶測できるものではない。彼女の鋭敏な感覚は，今の私たちの保健制度の持つ欠陥をすばやく見抜くであろうが，彼女はきっと現在の看護職に与えられている幅の広い役割と責任とを知って喜ぶであろう。と同時に，彼女は，いわゆる訓練看護が，彼女の死の時点でさえもそれがほとんど行われていなかった地球上のあちらこちらに今では普及している事実を知ってうれしく思うに違いない。看護職能団体の発展を彼女が遺憾に思うかどうかは，1つ異論のあるところである。確かに彼女は，看護師たちが森を見て木を見ないのではないか，すなわち，看護師たちが職能団体のことに心をかまけて一人一人の看護師のことを無視するのではないかと心配していた。

　『看護覚え書き』が世に出た1859年以来このかた，看護が前進してきたことは疑いもない事実であるが，ナイチンゲールは決して満足ということをしなかったことを思えば，私たちはこの自分たちの時代のための，できるかぎり最良の看護師訓練，最良の資格試験の方法，看護職者同士が共に集う最良の手段を達成しているのかどう

か，もう一度考えてみなければなるまい。私たちは看護が近年達成したもろもろのことを誇りに思う一方で，今なお新たな刺激を求めてナイチンゲールの言ったことや書いたものを頼りとすることができるのである。伝えられるところによれば，晩年の彼女は物事が申し分なく運ばれたという報告には決して大喜びしなかったというが，彼女にしてみれば「なにか今よりもっとよくすることができるような事柄を話してほしい」と言いたかったのである。

　私たちが彼女のその要求を心にとどめるならば，もし彼女が現代にいたとして彼女と話し合う論題に窮するようなことはあるまい。本書にはそのほんの一部が取り上げてある。

本当の看護とそうでない看護

　フロレンス・ナイチンゲールは，驚くほどたくさんの事柄につい
てはっきりとした意見を持っていた女性(ひと)であり，その彼女が何度も
何度も意見を述べたテーマの一つが，よい看護がいかに価値あるも
のであるかということであった。彼女は，それが患者の母親であれ，
妻，姉妹あるいは娘であれ，またその他家族の誰かであれ，看護す
る女性の役割と重要性についてくり返し語りかつ記述した。今日私
たちは，他でもないその女性の力を再び活かして使うことの必要性
に気づいている。私たちは，母親を最も重要なヘルスワーカーと呼
ぶ。ゆえに私たちは，独立独行を励ます必要性について記述したり，
「家族への看護」とか「家庭の健康」といった企画の書物を地域社会
の一般の人々向けに編集したりする。手短に言えば，何十年間とい
うもの，医科学の，そして医師たちの足もとにひざまずき，彼らを
崇拝してきた人々が，今再び「医師任せではだめだ」と諭されはじ
めている。いったいなぜであろうか。

　ナイチンゲールは，自然の助力ということを盛んに言った。「看護
がしなければならないことは，自然が患者に働きかけるように最善
の状態に患者を置くことである」と言うわけであった。年月が積ま
れ，医学もまた，自然が成し遂げることを増強しようと試みた。傷
口の治癒過程を，血液凝固を，自然免疫による細菌制圧を助成した。
今日では，イリッチ（I. Illich）が看破しているように，「医学は理
知の夢を工学的に作り出そうと試みている」[1]。健康な人間に正常な
ことが起こるのを防ごうとして経口避妊薬が処方され，「治療は生
体に，未だかつて先例のないようなやり方で，さまざまな分子化合

5

物や機械との相互作用を誘発する」[2,3]のである。

　医科学の活気あふれる進歩にもかかわらず，近代技術の加速度的駆け足にもかかわらず，人的ならびに物的資源の大量消費にもかかわらず，世界保健機関（WHO）のような国際的機関による世界的な，地域的な，また，国単位での近来の努力にもかかわらず（WHOの努力のなかには，そのスタッフに医学的教育背景のある職員を増やして看護師の雇用数を極端に減らすということも含まれているのであるが），とにかくこうした事実すべてにもかかわらず，「現代の健康状況は危機をはらんでいる」[4]。今日，幾十万という人々に，栄養豊かな食物，安全な飲料水，廃棄物の適切な処理，適切な住居，道徳的に成長する機会など，生きていくうえで基本的に必要なものが不足している。同時に，先進国においては，人々の病気の多くは各人の生活行動に由来するものであることが認められている。

　ここ何十年かの間，医学は治療活動がすなわちヘルスケアであると考えてきた。それに従って医学教育も看護教育も疾病の診断と管理とに焦点をあててきたのであるが，それらの病気の多くは，今日では注目すべき健康障害ではなくなっている。その偏見は，就業中の大多数の医師および看護師が提供するサービスにありのままに反映されてきた。いくらよく見たところでそうしたサービスの実際は，都市地域に暮らすごく少数の人々のための，多大な費用を要する治療サービスである。それを手に入れることのできる人々に対してさえも，そうしたサービスはそれへの依存状態を，すなわち高度に洗練された技術や高価な薬品や病院ケアなどへの依存状態を生み出している。

　この問題の重大性は，農村地域および都市周辺の住民に見られる罹病率と死亡率が示している。これら住民は世界人口の80〜85%を占めており，そのうちの約5億5,000万人は今なお極度の貧困にあえいでいる[5]。

罹病率と死亡率の一部は下降傾向を見せているとは言え，栄養不良，感染症，寄生虫侵入などは現在も相変わらずかなりの数の人命を奪っているのである。これは恵まれない環境下に暮らす乳児，子供，その他被害をこうむりやすいグループの場合に特に顕著である。これらグループの低健康状態は，罹病率や死亡率の上に現れてくるだけでなく，人類の発展，および自らの可能性を開き，生産的な生活を送るための各人の能力に不利な影響を及ぼす。

　もしも今のままの傾向が続くならば，現在の欠陥はますます大きくなり，また，都市のヘルスサービスと農村のヘルスサービスとの差異はいっそう顕著になるであろう。もしもヘルスサービスが，費用の点で限定された医療ケア，および保健関係予算の大半を占有する「病気の殿堂」の建設をこれからも中心に据えていくとすれば，そのサービスは人々にとって手に入れにくいものとなり，また，大多数の人々の必要に応えるものではなくなるであろう。

　そればかりでなく，もしもさまざまのサービスがそれぞれ別々に計画され，ばらばらに提供される事態が続くとすると，進歩・向上過程でのある種の問題の解決が，別の新しい問題を作り出すことにつながる。その実例が現に開発途上国のあちらこちらで見受けられる。すなわち，母子保健計画が成功して，最低生活水準の社会での死亡率は低下したが，それに合わせての食糧増産がなされないので，増加した人口は食糧不足に悩むこととなり，今や彼らは栄養不良という新たな問題に遭遇している。こうしたアンバランスをなくすためには，セクショナリズムを排した，各分野相互乗り入れの長期計画が必要である。

　社会・経済状態の改善は，たとえそれが保健分野自体における活動増進なしに行われたとしても，人々の健康状態を向上させ得ると主張されることがある。一方，疾病志向の医療介入だけがなされても，その社会の健康状態は向上するということが広く知られてい

る。そのよい例が，地球上から天然痘を根絶しようという最近のキャンペーンである。しかしこの2つのアプローチ（接近法）がそれぞれ単独で達成できる進歩・向上はあるところまでにすぎない。健康および福祉面での，大々的にして持続的な進歩・向上を遂げようとするならば，ヘルスプログラムを含む社会・経済開発のための活動を一致協力して続けていくかたちで，両方のアプローチがとられなければならない。

　そのようなプログラムの成功に欠くことのできないのが，人々自身の積極的な参加である。人々を通して，あるいは人々によって，人的ならびに物的な既存の地域資源ははじめて十分に活用され，助成されるのである。人々は自らの健康に責任を持たねばならず，また，健康向上のための活動指針を守る責任も彼らにある。

　開発の程度（特に，社会・経済状態，環境条件，人口の年齢構成に関しての）が変われば，疾病のパターンも変わってくる。そして，新しい疾病パターンには新しい予防法が必要である。先進工業国における主要な死亡原因および障害原因に関与する因子は多数あり，複雑である。原因となる因子が確認できる場合もあるが，たとえば，性感染症や交通事故などの場合は，それがむずかしく，予防策を必要とする弱点がどこにあるかを見出すのが困難である。冠状動脈疾患や肺癌などのように，原因となる因子が多数存在する場合は，それらの予防をめざすアプローチは，広域にわたる生態学的因子を進んで取り入れていかねばならない[6]。

　ウィルケンシュタイン（W. Wilkenstein）は，胃癌は米国全体では減少しつつあるが，人口のどの部分でも一様にそうだというわけではない，社会・経済的に低層の人々，特に，工業地帯に住むそうした人々の間では胃癌は増えていると指摘している。大型の煤煙粒子が一つの原因であるような形跡がうかがえるのである。問題は，社会的，経済的，地理的な条件がしばしば疾病の原因となるものに

連座していることである。それゆえに，予防作戦を立てるにあたっては，これらのすべてを考慮に入れる必要がある[7]。

　複雑な病因論の今一つの例となるのが，個人の行動と健康との関係である。ベロック（N. B. Belloc）とブレスロウ（L. Breslow）の研究によれば，好ましい生活習慣は，よりよい健康状態と低死亡率とに結びつく。彼らは好ましい生活習慣のいくつかを指摘したが，そのなかには睡眠時間，食事の規則性，運動，禁酒，禁煙もしくは適度の飲酒，喫煙などに関するものが含まれている。彼らはまた，上記の実践と死亡率との間の著しい逆相関を認めた。45歳男性の場合，6ないし7の好ましい健康習慣を守る者の平均余命は，4つ以下しか守らない者のそれよりも11年長かったのである。女性ではその差は7年であった。よく知られているように，ライフスタイルを変えるのは非常にむずかしいが，彼らの研究はあえてそれをする方法を開発することの重要性を明らかにしている。予防的アプローチは，個人，家族，地域社会といった幅の広い展望に立って計画されねばならないと彼らは示唆する[8]。ここでもまた，地域社会住民全員の参加が出発点から不可欠である。

　広く容認されると同時に，各地域社会にとって資金などの点で手が届き，誰にも利用可能なヘルスケアを実現する実際的なアプローチの一つが，プライマリー・ヘルスケアである（後掲の WHO による定義を参照されたい）。このアプローチは，一つには多数の国々の基本的ヘルスサービスのなかから得られた良否とりまぜての経験に照らして，ここ何年間かに発展してきた。しかし，これは基本的ヘルスサービスが単に拡大したものとは大違いである。プライマリー・ヘルスケアには社会的ならびに開発的な広がりがあり，それが適切に応用されるならば，その他のヘルスシステムの機能の仕方に影響を及ぼさずにはいないであろう。プライマリー・ヘルスケアは，その土地の住民であるヘルスワーカーによって供給される。こ

れらのワーカーが必要とする技術，つまり，彼らに必要な訓練は，国によって，また，地域社会によっても違ってくるであろう。しかし，彼らの技術の水準がどのようなものにせよ，彼らが自分の働く地域社会の現実のヘルスニーズを理解していること，そして自分がサービスする人々の信頼を得ていることが肝要である。そのためには，彼らはその地域社会に，自分がサービスする人々と共に生活することになろうし，また，十中八九は彼らがサービスする人々によって選ばれるはずである。プライマリー・ヘルスケアの効果と効率をあげるためには，他のレベルのヘルスシステムによる支持と監視が不可欠である。ワーカーたちは，自分たちより技術が上の者に指導や指示を求めることができねばならず，サービスそのものは資金上の，また，後方業務の面での支持を必要とする[9]。

　しかし，プライマリー・ヘルスワーカーが「1人でやる」わけにはいかないのと同様に，地域社会も単独ではプライマリー・ヘルスケアを実現できない。開発途上国においても，すでに開発の進んでいる国においても，地域社会はさまざまなかたちでの，絶え間ない援助を必要とする。その国のヘルスシステムからは，疾病や事故の原因や予防について教えてもらう必要があろう。自分たちの問題に対して提案された解決法にどのような意味が含まれているかについての情報が必要であろうし，基本的な薬物や妥当な施設，設備の適切で持続的な供給のための出資に応ずるにあたっての指導も必要とするであろう。

　プライマリー・ヘルスケアを地域社会に導入するとなると，訓練教育，監督，後方業務による支持，紹介業務などの点で既存のサービスに要求されることが著しく増えるに違いなく，保健医療職者の間での仕事の再配分が必要となる。専門職スタッフは，プライマリー・ヘルスケアの時点では，軽症疾患や軽度傷害には手を下さず，プライマリー・ヘルスワーカーの能力では対処しきれないよう

なより複雑な問題ないし状態に力を注ぐことになろう。このような
差配は，単に人的資源のみならず，ヘルスサービス設備などをも
いっそう有効にかつ経済的に活用する方向に進むべきである。言う
までもなく，プライマリー・ヘルスケア・アプローチを成功させよ
うとするならば，ヘルスチームの全員がそれを十分に理解し，その
価値を認める必要がある。保健分野は社会的，経済的分野と調和が
とれたときに最もよく機能するのと同様に，ヘルスチームもそのメ
ンバー各員が十分に参与し協力したときにはじめてうまくはたらく
ようになる。専門職と非専門職とを問わず，あらゆる職種の人々が
プライマリー・ヘルスケア・アプローチを志向し，また，地域社会
の独立独行は，保健専門家の立場や責任の軽視につながるのではな
く，逆にそれらの価値を高めるのだということを認識する必要があ
る。

　しかし，新しい機能や役割は必然的に教育訓練プログラムやカリ
キュラム内容にかかわってくる。あらゆる保健医療職者の基礎教育
を再検討し，必要に応じて修正しなければならないであろう。たと
えば，地域社会の第一線で働く看護師は，教える技術や監督する技
術をもっと鍛える必要がある。看護師は，患者や家族と頻繁にかつ
親密な接触をするゆえに，一般に地域社会の信用を博しており，し
たがって，科学的な情報を，患者や家族，また，今日のプライマ
リー・ヘルスワーカーが理解し，受け入れ，実践できるような平易
な言葉に置き換えるという，戦略上重要な立場にある。一部の看護
師はまた別の技術を磨く必要があるであろうし，新しい保健制度の
なかの新たなレベルで有能に機能するために上級の教育を受けねば
ならないこともあるであろう。彼らは地域診断をするために，健康
問題に重大なかかわりを持つ身体的ならびに情緒的な人々の状態を
正確に観察するために，また，彼らの観察したことをしかるべき同
僚や関係機関に伝達するために，学習をする必要がある。彼らはま

た，チームの他の職種メンバーと共に，ヘルスニーズの分析，求められているサービスの判断，そのようにして実施を決めたサービスを効果的に行うための施設や設備の建設計画などへの参加のためにも学ぶ必要があろう。個人のレベルでは，彼らは看護診断をする立場に立つことになる。すなわち，患者の看護ニーズを査定し，その患者および彼の家族の意向を取り入れかつ協力を得たうえで，それらのニーズを満たすにふさわしいヘルスワーカーを割り振りし，また，いつでも同時にすべての環境条件を考慮に入れているといったはたらきを期待されるのである。

こうしたはたらきのどれ一つとして，看護師の伝統的な役割をおとしめるものではない。ナイチンゲールの時代と同じく今日も，自分の患者の身体的，情緒的，精神的ニーズに応えて，病人に，障害者に，また死にゆく人に熟練したケアを与えることは，看護師の基本的な役割である。これは少しも変わっていない。しかし，現代では，看護師の看るべき患者は病院に，家庭に，産業の場に，学校にいるであろうし，プライマリー・ヘルスケアの段階で見出されるはずである。

あらゆる保健職のなかで，おそらく看護が人々に最も近く位置しており，また，最も多数の人々に最も近い存在であろう。この人々に近い位置のゆえに，看護は深い人間理解，寛容，同情，共感，建設的姿勢を求められるのである。今日では，その人々に近い位置のゆえに，個々の患者のレベルにおいてばかりでなく，地域社会レベルや社会・経済開発レベルでも，看護師のそうした資質が求められている。現代の看護師は，病院のベッドにいる1人の病める同胞にとってのみ近くにいるのではない。看護師は，あらゆる年齢層の，出生から死までのあらゆる場面にいる人々の近くにいなければならない。社会的に，経済的に，人種的に，また，文化的にさまざまの背景を持つ人々の近くにいなければならない。看護師が保持に努め

る頑健から，看護師が除去に骨折る苦痛な病気まで，健康のあらゆる段階をあらわにしている人々の近くにいなければならないのである。

　要約すれば，看護の技^{わざ}を活かすための現代のカンバスは，かつてナイチンゲールがその大胆で，想像力に富み，果敢な筆をふるったカンバスよりもはるかに大きいのである。そして，健康の定義が幅広くなるにつれて，看護師の責任が増してきている。看護は根本的に健康に生きるための努力すべてにつながり，看護の技は，1859年におけると同様，20世紀後半においても，すべての人間が障害のあるなしにかかわらず，その生を享受することをめざしている。違いはただ，今日の看護師のほうがその大目的を達成するためのよりたくさんの機会，より有力な方法を持っていることである。

　私たちは，そのことを知り，かつ自認しているであろうか。目的達成のために自らの教育やサービスの方向修正をするであろうか。あるいはまた，残念ながら最近の動向から読みとれるような気がするのであるが，私たちは「それを医師に任せる」つもりであろうか。

プライマリー・ヘルスケアについて

　米国その他のいくつかの先進工業国においては，プライマリー・ケアの定義は，合衆国保健・教育・福祉省長官所属の「看護師の拡大役割を検討する委員会」の報告書に示されているようなものであるということは，一応理解されていると思われる[10]。

　　a．なんらかの特定の疾病場面において，その人と，その人の問題の解決を助けるためになにがなされるべきか（について）の決定をもたらすヘルスケア・システムとの最初の接触。そして，
　　b．連続したケア，すなわち健康の保持，症状の判定と管理，適切な紹介などの責任。

英語に"primary care"という言葉が現れたのは 1920 年のこと
で，最初に接触する医療ケアに主としてかかわるとされた「プライ
マリー・ヘルスセンター」の準備についての英国のドーソン卿
（Lord Dawson）の報告書のなかであった。今日英国では国民保健
サービス（NHS）のもとに多数のプライマリー・ヘルスセンターが
実現し，そこには医師，看護師，巡回保健員，助産師その他によっ
て構成されるプライマリー・ヘルスケアチームが所属している。プ
ライマリー・ケアという言葉は，これまでのところ，一般診療とい
う意味で使われてきており，この結びつきにおいて広く知られてき
た[11,12]。

　しかしながら，WHO によるこの言葉の使い方はもっと幅が広い。
1975 年 5 月に開かれた世界保健会議での WHO 事務局長マーラー
（Halfdan Mahler）の声明のなかには次のように示されている。

　　プライマリー・ヘルスケアとは，人々の健康状態になんらかの
　効果をもたらすために必要なあらゆる要素を地域社会レベルで統
　合したヘルスアプローチを意味するものである。そうしたアプ
　ローチは，その国のヘルスケア・システムの一部として統合され
　なければならない。それは，いかにすれば健康的な生を生きるの
　に必要な行動について知ったりそれをするのを助けてもらったり
　できるか，痛みや苦しみから解放されたいときはどこへ行けばよ
　いか，という人間の基本的なニーズに対する意思表示ないし応答
　である。そのようなニーズに対する応答は，費用，技術，組織の
　点で単純かつ効果的な一連の方法でなければならず，それらの方
　法はその必要のある人々が容易に接近できるもの，各人や家族や
　地域社会の生活状態の改善・向上を助成するものでなければなら
　ない。そのなかには予防，健康増進，治療，リハビリテーション
　などの方法ならびに地域社会開発活動が含まれる[13]。

　この 3 年後に，プライマリー・ヘルスケアは少なくとも次のこと
を内容とするという記述を含むアルマ・アタ宣言が発表された。

……普遍的な健康問題およびその予防と制御に関する教育，食糧供給および適切な栄養摂取の助成，安全な給水と基本的な環境衛生，家族計画を含む母子保健ケア，主な感染性疾患に対する予防接種，地方性の流行病の予防と制御，一般的な疾患や傷害の適切な手当て，主要薬物の供給。

アルマ・アタ宣言はまた，プライマリー・ヘルスケアは保健分野に加えて，「あらゆる関連分野および国家開発や地域開発の見地，特に農業，畜産，食糧，工業，教育，住居，公共事業，通信その他の分野にかかわらねばならず，これらすべての分野の一致協力した努力を必要とする」と言っている。

さらに続けて，プライマリー・ヘルスケアは，「地域社会および個人の最大限の独立進行と参加とを求めかつ推進し……（同時に）……地方レベルならびに紹介先レベルにおいてヘルスチームとして働いて，地域社会が表出しているヘルスニーズに応えるべく，社会的にまた技術的に適切に訓練されたヘルスワーカーたち——医師，看護師，助産師，補助職者，可能であればその土地の住民であるワーカー——ならびに必要に応じて伝統的な施術者などを頼みとするものである」と述べている[9]。

参考文献

1) Illich, I. (1976)：Limits to Medicine Medical Nemesis：the Expropriation of Health, Ch. 2, p.47, Lodon：Pelican.
2) Mintz, M. (1977)：The Pill：an Alarming Report, Boston：Beacon Press.
3) Swazey, J. P. & Fox, R. (1970)：The clinical moratorium：A case study of mitral valve surgery. Experimentation with Human Subjects, pp.315-357, New York：Braziller.
4) Lambo, T. (1977)：Health and disease around the world. Gellhorn *et al.* eds., Health Needs of Society：A Challenge for Medical Education, Papers of the 10th CIOMS Round Table Conference Assembly, 1977, WHO Publication.
5) Bryant, J. H. (1977)：The place of prevention in meeting the health needs

of society. Gellhorn *et al.* eds., Health Needs of Society：A Challenge for Medical Education, Papers of the 10th CIOMS Round Table Conference Assembly, 1977, WHO Publication.

6) Bryant, J. H. & Wolfe, S. (1978)：Social and preventive medicine. Contributions of Medical and Social Sciences to the Education of Health Administrators, Chicago Health Administration Press.

7) Wilkenstein, W. (1975)：*Bulletin of the New York Academy of Medicine,* 51：27-38.

8) Belloc, N. B. (1973)：*Preventive Medicine,* 2：67-81.

9) Report of the International Conference on Primary Health Care, Alma Ata, U. S. S. R., 1978, Geneva：WHO/UNICEF.

10) U. S. Department of Health Education and Welfare (1972)：Extending the scope of nursing practice. A Report of the Secretary's Committee to Study Extended Roles for Nurses, Washington：U. S. Government Printing Office.

11) White, K. L. (1963)：The medical school's responsibility for teaching family medicine. *Medical Care,* 1：88-91.

12) White, K. L. (1964)：General practice in the United States. *Journal of Medical Education,* 39：333-345.

13) World Health Organization：WHO World Health Assembly Report 1975, Geneva：WHO.

訳書

1) イヴァン・イリッチ（金子嗣郎訳）(1979)：脱病院化社会，晶文社.

9) (1981)：政策的保健の時代とプライマリー・ヘルス・ケアの展開，日本公衆衛生協会.

I | 換気と加温

　一国の人々の健康と福祉は，単にその国の社会・経済開発の度合によってのみ左右されはしない。その国の環境条件を作り上げている，物理的，化学的，生物学的，社会的諸因子の複合体は，人間の生命にかかわるものだと言ってよい。文字どおりそうなのである。

　ナイチンゲールの関心は，看護師の看ている個々の患者と，彼の自宅の暖かい病室での吹き抜け風，彼の回復に好ましくない影響を及ぼすであろうその吹き抜け風とにあった。地域社会全体に対してサービスする責任に直面している今日の看護師は，健康に影響を及ぼし，疾病の原因となる一般的な環境因子についてばかりでなく，国の工業化や自分の看ている患者自身の行動が健康に及ぼす好ましからざる影響についても知っていなければならない。

　環境の劣悪化がもしこのまま抑制されずに進むとすると，地球上の生物に重大な，あるいは不可逆的でさえある損害がもたらされるであろうということが近年明らかになってきた。世界人口の大多数が住む開発途上国における罹病および死亡の最大原因は，一般衛生状態の悪さとそれに伴う感染症である。

　経済的に進歩している国では，そうした衛生状態はすでに十分改善されているが，たとえば空気汚染のような別の種類の環境公害が生じ，非常に複雑なかたちで潜行性にはびこりつつある。これらの環境公害は，じつは開発途上国でも目下健康障害を起こしはじめており，これには物理的因子と化学的因子，そして心理社会的要因とがかかわっている。それらは微生物学的作因とあいまって，人間の健康に最も直接的に影響を及ぼす生態系のある部分を作り上げてい

る。

　残念ながら，環境の悪影響とはなにかという明確な定義はまだ下すことができないでいるが，それは，一つには環境諸因子と健康との相互関係の複雑さに由来しているし，また，知識の不足のためでもある。後者のなかには，多数の関連諸因子についての無知も含まれるが，と同時に，経済，政治，文化の諸要素のかかわり方についての理解の不足も含まれている。加えて，人間もまた，高度に複雑な生き物であり，外界からの刺激に出会うと，直接かつ単純な方法で反応する。ここで，人間の持つ2つの重要な特性が関係してくる。すなわち，適応性と可変性である。適応性という生物の属性は，生物が新しい状況に置かれたときに新しい平衡状態を獲得できるようにはたらく。人間の場合，これは各人の生物学的，生理学的，精神的特性がどのようなものであるかによって，幅広く左右される。

　そうした可変性は一人一人の人間のなかにあるばかりでなく，人間集団にもあり，環境の勢力範囲，そして健康ということに普遍的に適用可能な基準を設けることを非常にむずかしくしている。と同時に，人間が圧倒的優位にある存在としてふるまうことが，心理的ならびに文化的な諸因子となってそれにからんでいる。

　長年の間，空気汚染は産業活動と都市型生活とに伴うもっぱら局地的な問題であると考えられていた。最近になって，汚染は大気を通して地域全体にあまねく伝播しつつあるとわかり，世界的な問題になってきたのである。空気汚染状況は人口の増加のために，また，往々にして空気汚染制御対策を十分にとれないような開発途上国における汚染原因産業の増加のために，このところずっと悪化しつつある[2]。

　20世紀の終わりまでには，世界の人口の半数はおそらく都市部に住むようになるであろうこと，そして人口100万以上の都市の数が，1950年には75であったものが270にまで増えるであろうこと

が予測されている[3]。空気汚染に関して、また、それほど多数の人間の健康に対するその影響に関して、この数字がどのような意味を持つかはまだわかっていない。環境悪化がもたらす好ましからざる影響をどう査定するかは、私たちが個人を想定するか住民全体を想定するかによって違ってくるばかりでなく、当該住民の分類構成によっても違ってくるであろう。

死亡率や罹病率や出生率よりももっと有効な健康指標を見つけようとする努力はほんの今はじめられたばかりである[4]。そしてそのような鋭敏な指標は、特別に被害をこうむりやすいグループ(子供、老人、機能的ないし精神的に障害のある人々など)のなかに求められるべきであろう。

方法論的には、二重のアプローチが必要である。一つは疫学的な方法で、観察可能な事実は標準的な被曝状態にある人間集団のなかでこの方法によって研究される。今一つの毒物学的方法とは、推定の不確実さは避けられないものの、被曝の条件をコントロールする研究や実験のことである。

標高の高いところに住む人々は、肺高血圧、冠状動脈や脳血管の血流量減少、低血圧などの激しい生理学的変動に驚くほどの適応を示す。生まれながらの山岳住民の間では、高血圧は知られていないようであるし、虚血性心疾患は明らかにきわめてめずらしい。一方、先天的な心臓奇形は多発の傾向があり、肺浮腫はしばしば見られる[5]。熱帯地方出身の人々は、南米のアンデス山脈に住み着くことができないが、これは彼らの多くが異常ヘモグロビンS(劇症型マラリアに対しある種の防護的はたらきをする因子)を持っていて、そのために高地では容易ならない血液障害を起こしやすいからである。それとは逆に、非常に標高の高いところに住む人々は、そういう場所には生物学的な疾病要因がほとんど存在しないので、それらがたくさんある低地に移住したときに適切な免疫反応を示せないよ

うである[6]。

ナイチンゲールの時代には，そのような障害を起こす可能性のある人々は，自分の村に，あるいはどうかすると自分の家だけに生涯こもって暮らしたものであったが，今日では地域社会全体がそっくり，善意に基づく組織や管理によって強制的に新住宅に住まわせられてしまったり，住民全部が揃って難民となって人災や天災から逃げ出したりするので，上記のような事実は一段と重要性を増している。

空気汚染は，その拡散の規模によって，いくつかのレベルに分けられている。科学者たちは，局地，都市部，地方，大陸，地球のそれぞれの規模別に分けている[7]。レベルの違う汚染の存在を示す例の一つが，排気用の高い煙突の設置であり，これは，局地的ならびに都市部の汚染を制御する有効な一方法であるが(強影響レベル)，地方あるいはそれより広い面積レベルではそれほど効果をあげるものではない。

同じように，環境を意識した土地利用計画は，地方規模では意味があるが，局地的ないし都市型の規模ではほとんど関心を持たれない。しかしながら，長い間には，地球規模での環境汚染が進んだあげく気候に変化が起こり，結果として個人の生活の条件やパターンに影響が及ぶであろう。

空気汚染の世界的な広がりは，世界保健機関（WHO）および世界気象機関（WMO）のなかに，早くも 1970 年代に大気モニタープログラムを開始させた。それら 2 つのプログラムが現在では一緒になって，国際連合環境プログラム（UNEP）の地球環境モニターシステム（GEMS）の基幹大気モニターの部分として組み込まれている。上記 2 つのプログラムは，このように GEMS に協力することのほかに，都市部および工業地帯（いわゆる強影響領域）の汚染についてと，環境管理活動の基本として使える地球レベルの汚染につい

てのデータ提供の点で補足し合っている。

　人間各人が起こす空気汚染に話を移すと，すぐさま頭に浮かぶのは喫煙である。喫煙の問題は，先に「個人が選び取る健康行動」として言及した健康問題の一つにあたる。この問題については，すでに臨床教科書や専門誌に盛んに書かれているし，いろいろな人が公開討論会や専門委員会で発言している。しかし，喫煙が病気の原因となるしくみについての知識がいやましに詳しく紹介されたり，煙草喫みに煙草をやめさせたり，吸わない者が新たにこの習慣を持つのを思いとどまらせたりの成功例がある程度は出てきているにもかかわらず，喫煙は相変わらず重大な健康への公害の一つである。現在のそうした状態は部分的には，各人，特に若い人たちに煙草を手にとらせたり，喫煙者が煙草をやめるのを妨害したりする行動要因についての理解が不十分であることに由来するものである。

　各人が選択する健康行動，この場合は喫煙に関するそれについての理解を深めるためには，看護師は次の4つの段階，すなわち，開始，習慣確立，継続，中止（あるいはその他の習慣変化）に注目し，それぞれに従って介入の計画を立てるとよい。

　喫煙**開始**はふつう，若い人たち（しばしばまだ子供のうちに）に見られ，それは煙草が手近にあるかどうか，喫煙への好奇心の程度，また，同僚や両親や年長兄弟の喫煙をまねしたり彼らのすすめに従ったり，あるいは不当な禁止のように思える禁煙に反抗したりしたい気持などに左右される。

　青年期における継続的習慣としての喫煙習慣の**確立**は，次の3グループの因子，すなわち費用対便益比のバランス，一般に見られる固定観念，心理学的な人格構造および人格の統合の影響を受けると思われる。費用は個人にとってのそれと社会にとってのそれの両方があり，健康への関心や経済的ないし審美的な価値観を反映するであろう。便益も，社会的な対人接触を容易にしたり緊張を緩和した

りすることから享楽感を高めることまで，いろいろである。一般に見られる固定観念は，煙草喫みはどのような人物か，なぜ人間は煙草を吸うのかといった喫煙の神話に結びつくものである。煙草の銘柄宣伝および喫煙反対グループの広告の両方がそれを描いてみせている。後者は時に，彼らが主唱することとは反対の行動を装っているのである。各人は他者のコントロールを受けやすいことに対立するものとしての，自分の行動や運命へのコントロールを保持しようとする相対的な欲求を持っているようである。

喫煙行動の**継続**は，一般には常習性あるいは依存性の出現によって支えられる。反復行動を単純に反映している傾向のある常習性と，その行動によってもたらされる効果への欲望や欲求の高まりへの依存性である。

喫煙者が煙草を**中止**しよう，あるいはなんらかの習慣変化を起こそうと考えるかどうか，および彼がそれにどの程度成功するかどうかは，数多くの因子に左右される。それまで続けてきた喫煙が脅威となるのではないかという認識，その人にとっての喫煙の心理的有益度，その人の煙草をやめる努力，すなわち行動変化を起こすことを励ます，あるいは妨害するような環境因子などがそれである。喫煙者は自分の健康への脅威に気づかねばならないだけでなく（先進国の大半の喫煙者はそれに気づいている），自分に関係のある重要な事柄として受け取り，自分の行動を変えられると思い，かつ行動変化の結果を価値あるものと認めねばならない。

看護師たちはこの分野で，喫煙をやめるという最後の段階で戦っている人々（つまり，刺激の欠如や渇望感，その他の禁断症状に対処しなければならない人々）を助けるためにのみならず，一般の人々，特に喫煙常習者に，喫煙によって彼らがこうむる危険について絶えず知らせるためにも，重い「責任」（たいへん濫用されている言葉であるが）を負っている。

喫煙者たちの肺癌や閉塞性肺疾患の発病可能性が高まっていることを考えると，彼らはたとえば空気汚染の悪影響を特にこうむりやすいのである。喫煙習慣はまた，致命的および非致命的な心筋梗塞の主要危険因子であると多くの人が考えている。若い人の場合は，下肢の虚血性疾患がもっぱら喫煙者にかぎって発見されている。胃・十二指腸潰瘍は，喫煙者に非喫煙者の約２倍，見受けられる。一方，ニューヨークでのある研究によれば，男性喫煙者における膀胱癌の相対危険率が２倍に増えているという。妊娠中の喫煙は，胎児の成長を遅らせ，出生後の死亡の危険を高くする。煙草を吸う母親から生まれた子供は，ふつうより小さく，生下時障害を起こしやすく，また，病気に罹りやすい傾向がある。自然流産率と妊婦の煙草消費量とは統計学的に相関しており，一方，避妊ピルを飲んでいる喫煙女性は，重篤な心臓麻痺や血栓症を起こす危険性が高い。

　工業化は，石炭産業のような事業に伴う就業危険のなおそのうえに，人間の犠牲を強いるのみならず，拡大し続ける都市部周辺の植物や動物を害し，国家的遺産をさえ脅かしている。たとえば，アテネの中心にある 2,400 年前のパルテノンの石造物は，近年それらの上に降り注ぐようになった工業由来の酸を含む雨に屈しつつある。一方，これまでのところ，核エネルギーはかつて望みを持たれたように安いエネルギー源であると実証されるにいたらず，何世代にもわたっての危険を残す可能性のある，強度の放射性廃棄物，すなわち放射物を四方八方にまき散らすパンドラの箱となるおそれがある。

　患者のための空気についてのナイチンゲール時代の選択，「清浄な空気は戸外から，汚れた空気は屋内から」は，今ではなんと変わってしまったことであろう。しかし，病室の外からの空気が依然として現代の看護師の非常な関心事ではあるものの，私たちは病室の空気と温度にも気は配る。今日でもナイチンゲールの時代と同じように，排泄物，傷口や壊死組織からの排出物がしばしば悪臭源になっ

ている。病室を望ましい温度に保ち，使用しているホルマリンやパ
ラアルデヒドやその他の化学物質の刺すような臭いがこもらないよ
うにしておくのは，看護師にとって難題である場合が多いが，空気
および暖房のコントロールは実際にはいくつかの部門の協力に託さ
れているのである。空気の流通をよくする効率のよい換気装置は，
貯蔵室，調理室，汚損リネン室，浴室，霊安室などに欠くことので
きない設備である。現在，臭いは「空気を洗う」ことによっても制
御できる。水，アルコール，グリセリン，ミネラルオイルなどの液
体やフィルターを空気が通り抜けるようにするしくみがそれであ
る。多種専門共同の企画チームに加わっている指導者層の看護師た
ちは，そうした事柄に助言をすることによって多大な貢献をしてい
る。

　しかしそれでも，臨床で働く彼らの仲間は，そのうえさらに行動
を起こす必要があるであろう。悲しいことには，当節では窓という
窓はかならずしも全部「開けられるようにはつくられていない」し，
また，ナイチンゲールと言えども，もし現在病棟で働いていれば，
「防臭剤」に頼るかもしれないのである。空気を清浄にするために，
「燻蒸剤，『消毒剤』，その他類似のもの」については冷笑しても，吸
着作用によって表面に発散気を集める木炭やシリカゲルなどの通気
性素材の使用は，彼女も不承不承ながら認めるのではないだろうか。

　しかし，どのような装置を用いても，すぐれた衛生実践に代わる
ものではあり得ない。技術の進歩を考えると，看護師の第一の目標
は，患者の呼吸する空気を戸外のそれと同じほどきれいに保つこと
であると主張するナイチンゲールに私たちが異議をとなえるのは
もっともであるが，「除去されるべきは不快な物質であって，その臭
いではない」と彼女が書くとき，それに異議のある者はおそらくい
ないであろう。これは今でも，可能なかぎりそのとおりにしなけれ
ばならないことである。

参考文献

1) World Health Organization（1974）：The effect on man of deterioration of the environment. *WHO Chronicle*, 28：549–553.
2) World Health Organization（1978）：WHO and WMO collaborate in global air pollution monitoring. *WHO Chronicle*, 32：373–376.
3) Hardie, M.（1978）：Introduction. Paine, L. A. W. ed., Health Care in Big Cities, p.13, London：Croom Helm.
4) United Nations Environment Programme & World Health Organization （joint sponsorship）（1978）：Air quality in selected urban areas, 1975–1976. WHO Offset Publication, No. 41, Geneva：WHO.
5) World Health Organization & World Meteorological Organization（1976）：Air monitoring programme design for urban and industrial areas. WHO Offset Publication, No. 33, Geneva：WHO.
6) Koning, H. W. de & Kohler, A.（1978）：*Environmental Science and Technology*, 12：884–889.
7) World Health Organization（1976）：Air quality in selected urban areas, 1973–1974. WHO Offset Publication, No. 30, Geneva：WHO.
8) Horn, D.（1977）：Smoking and disease — what must be done. *WHO Chronicle*, 31：355–361.
9) World Health Organization：Smoking and its effects on health. Report of a WHO Expert Committee 1975. *Technical Report Series*, No. 568, Geneva：WHO.

II｜家屋の健康

　「家屋の健康を確保するにあたって，次の5つが重要である。清浄な空気，清浄な水，よく流れる排水，清潔，光」と，ナイチンゲールは断言した。今日では先進工業国の大多数の家屋がこれらの基準を満たしており，近代病院もまた，空調機器，セントラルヒーティング，給水設備，下水設備，一枚ガラスの大型はめ殺し窓，二重窓，清掃請負などを手にしている。ところが，現代の病院看護のかかえる大問題の一つが，院内感染なのである。その理由はいくつか考えられる。

　院内感染は，じつに数多くの感染源からの微生物によって引き起こされる。病院内の他者から菌をもらう場合もあるであろうし（交叉感染），人間感染源により以前から汚染されていた無生物あるいは物質から感染する場合もあるであろう（環境感染）。あるいはまた，病気が発症する前に当の患者が持っていることもあるであろう（自己感染）。院内感染とは，「入院させられたこと（あるいは，治療のために病院へ通うこと）の結果として，その患者を襲う，あるいは自分の仕事の結果として病院職員を襲う，臨床的に認知できる微生物性疾患であり，当の患者が病院にとどまる間にその疾患の症状が現れる／現れないは問わない」と定義されている[1]。

　この種の感染を防げるかどうかは，病院のなかで計画を立て，管理し，働くすべての人々の継続的で一致協力した努力しだいである。病院の建築構造，組織，活動のいずれもがどのような感染パターンにも影響してくるからである。ある種の院内感染発生は，学校やホテルなどの施設で起こる感染発生と疫学的には変わりがな

い。病院に暮らす人々は，一般には水や食物を共にしており，各人が互いに非常に密接した存在である。それゆえに，腸チフス，下痢性疾患，食物由来の病気，各種呼吸器感染症などの発生は，折々どのような施設においても発生し得るのである。しかし，そうして発生した疾患の結果は，ある種の患者の場合，健康なホテル宿泊客の場合に比べてはるかに重大なものとなる可能性がある。

　ナイチンゲールの時代には，看護の責任を持つ女性が家政の仕事を行っていた，あるいは監督していた。現在では，家政の仕事は看護師ではないスタッフによって監督されており，清掃員，洗濯場や調理場のスタッフ，その他あらゆる種類の補助的仕事をする人々がその業務を果たしている。近年になって，そのような仕事をする職員は，ほとんどあるいはまったく訓練を受けないままに雇われてくるようになり，一部には生産業労働者の行為，すなわちストライキを行う者もいて，病棟は掃除されないまま，病院の洗濯物は洗われないままに放っておかれることもある。したがって，この方面での看護師の責任はすっかり変わってしまったのであるが，消え失せてしまったわけではない。

　院内感染の発生頻度ならびに種類に影響を及ぼす主要因子は4つあり，多くの場合は，以下のうちの2つ以上が結びついて原因となる。

　① **感染に対する抵抗力の弱さ**。病院の患者の多くは，彼らが入院する原因となった，あらかじめ持っている疾病のために，また，彼らが受けている内科的あるいは外科的治療のために，あるいはまた年齢のために，感染に対する抵抗力が弱まっている。

（a）感染に対する総合的な抵抗力は，あらかじめ存在する疾病や薬物投与，放射線照射などにより弱まる可能性があり，また，新生児のようにありのままでそれの弱い者もいる。これらの患者の場合，体表の微生物が組織に侵入することがある。

(b) 体表に備わる自然の防衛機制は，入院前に受けた，あるいは病院で負わされた皮膚や粘膜の損傷により破られてしまうことがある。組織のなかへ，また，尿路系や下部呼吸器系などの通常は無菌の領域のなかへ，微生物に汚染された物品や物質が直接入ることもあろう。導尿や気管切開管の挿入に際しての看護師の責任は明白である。

②**感染を起こしている患者との接触**。病院は感染を起こしている患者を集めると同時に作り出しもする。

(a) 感染症に罹っている患者や病原性微生物の保菌者である患者は，治療のため，あるいは隔離のために病院に送り込まれ，潜在的感染源となる。

(b) 病院内で感染を起こした患者は，今一つの感染源となる。一般に，病院は，感染感受性の高いある一定タイプの患者グループを同一区域にまとめて収容する傾向がある。新生児，広範囲火傷患者，泌尿器系患者などがそれである。これらの患者グループに用いる看護手順は，通常，基準化されており，したがって，感染患者から他の患者への直接接触による微生物伝播のおびただしい機会を提供しながら，くり返し行われている。

③**汚染のある場所**。ある種の物品や材料はしばしば微生物に汚染され，その後，その菌が患者の感染を起こしやすい身体部位に伝播されることがある。

(a) グラム陽性球菌は空気やほこりのなか，および体表に存在する。これらの場所は，一時的な菌保有所であり，実際にはそこからの感染が交叉感染である。

(b) グラム陽性の嫌気性芽胞形成菌は，空気中浮遊菌として，また，未消毒物品に付着したかたちで病院内に見出される。これはまた，乾燥した糞便や傷口の浸出液から病院環境のなかへ放出されることがある。乾いた状態においては，この種細菌の芽

胞は非常に長期間生存できる。ガス壊疽を「そっくりきれいに」切除手術したあとでも，往々にして患者の身体細菌叢から感染が起こってくる。一方，術後破傷風は，病院外で汚染された器材や患者に用いる前の滅菌が不適当であった器材が原因となってしばしば発生する。

(c) グラム陰性の好気性菌は，湿り気のある状態下あるいは液体中にふつうに見られ，そのようなところではそれらは何カ月も，あるいは何年さえも生き延びる。多くは最低限の栄養物があれば増殖可能である。と言うわけで，環境中に見出される微生物には，病院住人の身体菌叢からのもの（ブドウ球菌や連鎖球菌など）と，人間による新しい汚染とは無関係に現れるものとの両方がある。ほとんどの病院性破傷風は，おそらく後者が原因であろうし，また，敗血症のかなりはグラム陰性菌によって引き起こされる。

④ **病院に特有な細菌の薬物耐性**。入院患者の非常に多くが抗生物質を投与され，その薬物に敏感な正常の身体細菌叢の微生物が制圧されてしまう。その結果，抵抗菌株が選択され，病院住人の間に風土病的に定着する。このことは感染症の治療に適用可能な薬剤の選択範囲を制限するばかりでなく（そして，治療失敗の原因にさえなるばかりでなく），その他にも重大な影響をもたらす。感受性のある細菌叢が除去されると，感染に対する最小有効薬量が変わったり，口腔や皮膚にある潜在性病原菌が増殖したり，また，糞便中への菌排出が長引いたりすることがある。耐性病原菌の保菌者となった患者は，他人に対し，感染源となり得る。もしもその患者が，彼の保持している菌が耐性を持っている抗生物質を投与されているとすると，その菌は制御されないままに増殖し，他の患者への感染性は高まるであろう。保菌者における菌の増殖は，局所的に産出される毒素の影響により，また，抵抗力が弱い場合は組織が侵害されること

により，当人の発病につながることがある。

　ナイチンゲールは，「家屋の健康」の章にこう書いた。「真の看護は，感染はそれを予防すること以外は顧みない。真の看護師が問いかけ，あるいは必要としている唯一の防御策は，清潔さ，開け放たれた窓からの新鮮な空気，そして患者への絶え間ない気遣いである。賢明で思いやりのある患者管理こそが，感染に対する最善の防止策である」。

　今日では多くの病院に感染対策委員会があり，感染予防業務を成文化している。この場合，不必要に精緻な予防策を講じたい気持を抑えて，安全な手順の最適な取り合わせを決め，病院スタッフにしかるべきオリエンテーションを行ったうえでそれを実施する，というようにしなければならない。

　最初にすべき仕事は，病原性となり得る微生物を死滅させるための処理が必要な物品や材料すべてをリストアップし，それぞれの微生物別に適切な方法はどれか，どこで誰がその方法の手順を実施するのか，その実施をどのような手段で監視するかを決めることである。大病院では現在，物品の温熱滅菌をする中央棟が設けられており，その規模と機能内容は各施設の事情によってきまる。滅菌材料部が物品や機器の消毒の責任も併せ持つのは好ましくない。できれば医療・看護物品の処理をする消毒室を設けるべきである。

　患者の粘膜および皮膚と接触する物品で共通に使われるものはすべて，なんらかのかたちで消毒されねばならないというほぼ全世界的な了解があるが[1]，病院の部屋部屋の消毒は必要なのかどうか，あるいはどのような場合に必要なのかということには異論がある。近頃は患者退室時の消毒はめったに行われておらず，行われるとすればごく限られた病気の場合だけである。液体や噴霧式の消毒薬の誤用は，液が稀釈しすぎであったり，不活性であったり，あるいは

変質していたりして新たな感染の危険を付加することがある。ここでまた，ナイチンゲールの次のような一文が想い出される。「空気を清浄にするために，燻蒸剤，『消毒剤』，その他類似のものに依存する人があってはならない。除去されるべきは不快な物質であって，その臭いではない。……私は発明されたすべての消毒剤がこのような『不快きわまりない臭い』を発して，新鮮な空気を入れさせるものであればよかったと思う」。

　彼女が現代に生きていれば，「ほとんどの種類の感染性疾患患者の使用後の部屋(手術室も含めて)に求められるのはおそらく掃除，これにつきる」という今日的考え方に賛成するであろう[1]。「部屋と壁の清潔」の章のなかで彼女はこう言っている。「医師は病院での床の磨き洗いを禁止してきた。そこで看護師たちは見つからないように朝いちばんに床を磨き洗いしてきた。……病室では，床を洗ってよいかどうか，またいつなら洗ってほしいかをいつも医師に尋ねるべきである」[†]。120年経ってこの後者の問題点については時々立場が逆転し，外科医が床洗いスタッフの都合に合わせている観がある。

　患者あるいはスタッフに感染を起こす危険のあるような病棟の特定の仕事の手順は，一般にはやはり感染対策委員会が決定する。

　委員会は，設計や換気を含めての，感染予防に適した手術室業務のあり方，手術室の清掃，手指の消毒と手袋の使用，術前の皮膚の処置，およびスタッフ各員の訓練について決定しなければならない。最後のことに関して私たちがまたしても知りたく思うのは，責任ある手術室師長が補助職者を訓練することが公的な審問事項になるような，今日よくある事態をナイチンゲールならなんとしたであろうかということである。

　病棟看護師の仕事領域内である毎日の患者ケアに関連した業務と

---

† この引用は，『看護覚え書き』改訂増補版（1960年）の第X章からである。

しては，保育室などの特殊領域の感染予防機構と清掃，処置室あるいは包帯室の使い方，中央材料室がない場合のある種の物品・器具の消毒，汚れたリネン類の処理，食品の貯蔵と提供，患者各人の水差しへの水の補給，食器やナイフ・フォーク類の洗浄，体温計や便尿器の洗浄と消毒などがある。

　現代の看護師は，消毒と滅菌の技術を理解するために微生物学に十分通じていなければならない。組織細胞も細菌も共に生きている原形質であること，どちらかに有害な物理的あるいは化学的作因はもう一方にも有害にはたらくこと，を知らねばならない。貯蔵薬液や調合薬を汚染から守ることができねばならないし，使用済みの注射針を安全な方法で処分できねばならない。また，空気汚染の著しい時間帯，たとえば回診時，食事時，ベッドメーキング中，面会時間中などは，無菌法を要する処置は行えないことに気づいていなければならない。

　上記を含め数々の配慮が，あらゆる場面，あらゆる専門の看護実践に応用されるであろう。特殊な手法が好んで用いられる場合もある。助産に際して，また，好中球減少症の患者に対して適用される逆隔離看護がその一例である。後者の患者の場合は食事も「滅菌」食をつくり，無菌的に食べさせる。

　感染可能と考えられ，かつ院内でのあるいは感染性疾患病院への隔離を強制的に行う必要のある微生物性疾患のリストが必要であるが，政府がまだこれを作成していない場合は，病院の感染対策委員会が実行すべきであろう。現在利用可能な保護隔離の方法には，次のようなものがある。
・陽圧換気装置のある個室。
・空気の層流する部屋。
・開放病棟にしつらえたプラスチック製の囲い（アイソレーター）。
・超清潔病棟（一般には多床室であるが，機械による換気は行われ

ていない）。

現在までのところ，上記の各方法の相対的な効能は評価されていないが，英国では，トレクスラー・アイソレーターの適応と有効性とを研究する委員会が保健・社会保障省によって1976年に設立され，1年後にそのグループはこのアイソレーターが「採用に足るだけの微生物学的効果を持つ」と報告した[2]。ラッサ熱患者あるいはその疑いのある者の収容所に指定されているいくつかの病院病棟がこの種のアイソレーターを手に入れ，スタッフにその使い方を訓練している。今や飛行機による往来が，コレラやラッサ熱などの病気を，西欧社会の，最高にすぐれた家政のなされている家々の戸口までさえ運んでくる時代であるため，1977年，保健・社会保障省とウェールズ省とを代表する公衆衛生試験所は，イングランドおよびウェールズにおける感染症の調査と制御の調整を促進する感染症監視センターを設立した。

ナイチンゲールは，感染性疾患についての覚え書きのなかで，天然痘とその管理に言及している。天然痘の根絶は確かに世界保健機関（WHO）の水際立った勝利の一つであり，私たちは，この勝利をもたらした長年にわたる制御作戦に彼女がいかに大きな満足を示すであろうかを想像できる。彼女は簡潔に次のように述べている。「病気を猫や犬のように存在しているに**違いない**別々の実体であるとする今の私たちの考え方では，間違いを続けながら生きることにならないか。本当は，病気は状態として，たとえば汚れた状態とか清潔な状態というように，私たち自身の管理の十分に及ぶところのものとして考えるべきではないか」。

彼女は，当時の女性を家屋の健康に通じるように教育する必要性を認識していたが，それと同じく今日の私たちは，院内感染の予防に関する正式な教育の必要性を認識しなければならない。院内感染の予防は，一病院の管理主体だけの責任ではなく，病院のなかで働

くあらゆる職種の人々の基礎教育の一部に含まれるべきことなので
ある。

参考文献

1) Hospital-acquired infections：guidelines to laboratory methods. WHO Regional Publications 1978, European Series, No. 4, Copenhagen：WHO Regional Office for Europe.

2) Department of Health and Social Security（1978）：On the state of the public health for the year 1977, The Annual Report of the Chief Medical Officer of the DHSS for the Year 1977, London：HMSO.

Ⅲ ちょっとした管理

　「よい看護を行っても，その結果のすべてが，1つの欠陥，すなわちちょっとした管理が行われていないことによって台無しになったり，まったく無効になったりするかもしれない。換言すれば，あなたがその場にいるときにあなたがすることが，あなたがその場にいないときにもなされるようにするためにはどのように管理すべきかがわからない，という欠陥である」。ナイチンゲールは，1859年に，神経質な看護師のことを取り上げてこう書いている。彼女はこれに続けて，「病人を受け持っている人に，どのように**管理するか**を書物で教えることは，どのように看護するかを書物で教えるのと同じように不可能である」と言った。

　ナイチンゲールは，管理のための手はずをととのえる必要性について認識していたのみならず，規律や委任に関連しての管理者看護師の役割についても記述している。彼女は，「責任を持つ」とはどういうことかが理解されていないことを嘆き，「責任をどのように果たすか，また，誰もがそうするように手はずをするにはどうすればよいかを知っている人が少ないという意味である」と言っている。

　各種の国際的あるいは国内的な団体は，過去120年間にわたり，看護師のリーダーシップを発達させ，管理における看護師の役割を保証することの重要性を強調してきた。その一つである世界保健機関（WHO）は，1959年以来，数多くの文書でこの必要性を力説している。1959年の「公衆衛生看護に関する第4回専門委員会」の発表した一文は，次のようなものであった。

効果的な仕事をするために必要なリーダーシップと支持とを現場の職員に提供するには，すぐれた看護サービス管理が行われなければならない。すぐれた管理は，効率，すなわち時間と人とを経済的に用いて仕事をすること，と同時に効果，すなわち人々の保健行動にできるかぎり最大の好影響を及ぼすように活動を選び，かつ実施すること，を促進する[1]。

　この見解は，「看護に関する第5回専門委員会」（1966年）において発表された，教育についての次のような声明のなかでもくり返されている。

　　いかに諸事情が厳しくとも，各国は将来の看護師教師，管理者看護師，熟練ナースプラクティショナーを供給するために，その持てる資源の一部を少なくとも若干数の看護師の教育に振り向けてほしい。それらの看護師たちは，看護について深く理解しているだけでなく，ヘルスケアの基盤となる諸科学および社会的，経済的，政治的支配力についても十分理解していなければならない[2]。

　これよりも新しい国際看護師協会（ICN）の方針声明（1975年）は，看護の権威という問題について確固たる見解を表明した。その一部には，「あらゆるタイプのヘルスケア施設における看護サービスはすべて，看護師である有資格の管理者によって管理されるべきこと，また，基礎教育，卒後教育，専門分化教育のいかんを問わず，あらゆる看護教育課程は特別の資格を有する看護師によって管理されるべきことを決議する……」とあった[3]。国際労働機関（ILO）は，WHOおよびICNと合同で，1977年に看護職員の労働と生活の条件についての協定を発表した。勧告10には，次のようにうたってある。

　　直接的ならびに支持的な看護ケア，看護サービスの管理，看護教育，研究および看護のフィールドの開発，のそれぞれにおける最高責任を負う看護職員を養成するための，高等教育課程が設け

られるべきである[4]。

　英国では，1966年に，サーモン委員会委員が上級看護スタッフ構成についての報告書（サーモン報告書）[†1]を発出し，そのなかで次のように述べた。

> 　管理能力は，学習されるものではなく，生得のものであるという考え方が残っている産業や商業の場におけると同様に……管理者看護師の機能については混乱があり……看護管理はまだ発達途上にある。たとえばマトロンたちは，彼らの興味のある仕事，他の看護師や，時にはよく訓練された事務職員にでもできると思われるような仕事にしがみついている傾向がある。委譲という技法を実践するマトロンはほとんど見受けられない……。トップマネジメントの看護師は，なにはともあれ，管理技術を十分身につける必要がある[5]。

　また，この報告書の概要のところには，

> 　ここに勧告する変革は，看護師たちがわれわれの言っているような仕事に関して教育されないかぎり実現できないことをわれわれは知っている……施設外の「教育コース」の類への全面的な依存は，管理能力の開発という問題の解決にはならないということを銘記すべきである。最良の教育と訓練は，「職務を果たしながら」，すなわち，師長であればその第一の仕事である毎日の病棟運営を，主任であれば任されている任務を行いながらなされるものである[6]。

と書かれている。

　その後の13年ほどの間に私たちはどれほどの変革を遂げているであろうか。

　この間，社会の変化と医療技術とが，病院の目的の強調点を変化させてきた。保護管理的なケアは優<ruby>しくいたわる<rt>テンダーラビング</rt></ruby>ケアにとってかわ

---

†1　これに基づいて，1969年に看護管理機構改革がなされた。

られたし，今日にいたってはほとんどの場合，患者は治療され，彼の病気や傷は癒されるか，あるいはコントロールされるかする。こうしたケアの強調点の移動は必然的に看護師の機能，彼らの教育，また，看護職員構成にも影響を及ぼした。

「マトロン」という呼び名は，16世紀にすでにあった。当時の任意団体設立病院においては，マトロンは一般には相当な社会的地位を持つ未亡人であり，任務はハウスキーパーのそれであった。彼女には，看護師が行う仕事を理解する機会がまったくなかった。事実，彼女は看護師たちに教えることをしなかったし，責任を持って彼らを監督することもほとんどなかった。そもそもは宗教上の肩書であるシスターは，決してと言ってよいほど昇進しない看護師よりは上の階級に属していた。シスターには，家事的な仕事の監督責任と共に，医師の指示が看護師によって行われるのを確認する責任があった。看護師は，家事をする使用人階級に属し，しばしば読み書き不能，そしてつねに薄給の身であった。彼らは医師の指示を受けたが，それらを行うにあたっての実際的な指導はほとんど受けなかった。

救貧院病院においては，大部分のマトロンは院内居住者に病人の看護をさせ，有給の看護師を雇わなかった。そのうえ，内科医や外科医はその者たちに指示を出しており，看護がマトロンの仕事の中心であるとはとても言えなかった[7]。

ナイチンゲールによる看護教育システムの革命的とも言える特徴の一部は，「男性が彼らの問題に精通するように」レィディ（淑女）をして「レィディたちの問題に精通させる」訓練であること，規律と訓練に関しての看護スタッフのコントロール権すべてを「男性」から「1人の女性」，すなわちマトロンに移し，マトロンは病院長にではなく病院の運営主体に対してのみ責任を負うことであった[8]。1879年，ロンドンの聖メアリー病院のマトロンは，以下のような内容の規約を（ナイチンゲールの指導のもとに）書き上げた。

マトロン，夜間監督，シスター（少数の例外はあるが），日勤・夜勤の看護師は，現在の任務に就くに先立ち，いずれも，「訓練病院看護師」の資格をとっているものとする。夜間監督は教育のあるレィディでなければならず，シスターは一般に淑女階級から選ばれる。それぞれの任務およびスタッフの資格については，次のとおりに定める。

　マトロンは，調理場および看護差配の責任を持つに加えて，事実上，看護スタッフの現役の長である。その立場から言って彼女は病院経営主体に対し，女性スタッフ全体の管理と一般規律についてはもとより，看護師が自らの任務を遂行することにつき責任を負う。彼女は看護師および女性使用人を任免する権限を与えられている（病院経営主体の監督下において）。

　夜間監督は，マトロンの次に位置し，マトロンに対して責任を負う有資格訓練看護師のレィディであり，マトロンが不在のときにはその任を代行する。夜勤時間帯の間，夜勤看護師を指揮，管理し，また，夜の仕事にさしつかえないかぎり，その他の事柄についてマトロンを補佐する。

　シスターは，病棟の責任者であり，有資格看護師としての教育のある女性で，直接マトロンに対して責任を負う。病棟の管理・運営と病棟スタッフの指揮をとることは彼女の責任である[9]。

　ナイチンゲールは，自分の書いたことは実際に行われていると確信を持って保証した！　彼女の方式においては，マトロンの役割は，看護師の訓練の責任者，看護サービスの責任者，ハウスキーパーの3方面にわたっていた。看護部門の長として病院理事会に対して責任を負うというマトロンの地位は，時代により機能の仕方に変化があったとは言え，英国の任意団体設立病院の伝統の一つになった[6]。時代による変化は，看護の専門職業としての認知（法的に認められた資格証明を持つ），内科的ならびに外科的処置に関する科学技術の増強，大規模病院におけるハウスキーピングの領域拡張と複雑化に伴って生じた。結果として，マトロンの仕事の一部委

譲が，特に最後のハウスキーピングとの関連で起こったのである。

　1948年に国民保健サービス（NHS）が発足した際，病院群設定がもたらした大きな影響の一つが，それぞれの病院に1人ずつ，管理部門の長および医療部門の長とパートナーを組んで働くマトロンを置くというナイチンゲール方式の普及であった。しかし，このことはかつての地方の公立病院のマトロンの地位を向上させたものの，多くの任意団体設立病院のマトロンの立場に逆の影響を及ぼした。彼らと病院理事会との，病院一つ一つが独立した単位であった頃には全盛であった密接な関係が，時には15にも及ぶ病院を1つの群にまとめた結果，理事会の責任がその全体に及ぶとなると，間々保持できなくなったのである。いくつかの病院群においては，マトロンの地位が上級医療スタッフのそれ，あるいはその病院群の幹部事務官のそれに劣るものとなった。上級医療スタッフも幹部事務官も，経営主体のレベルでの彼らの影響力をそれまでと変わりなく存続させ得たのである。上級看護スタッフの地位に関する勧告が，そのときと，1950年代に2回，最後のものはブラッドビアー報告が出されたあとで，それぞれ発布された[9-11]。しかし，大多数の病院においては，マトロンたちはこの勧告を受け入れてもらうのに闘わねばならなかった。彼らは，「名は手にしていたが，勝負は手にしていなかった」。はっきりした理由の一つは，その仕事に対する彼らの準備教育の不足であった。病棟師長は，2〜3カ月のコースで学ぶとマトロン室での管理的なポストに昇進でき，そこでの彼女の仕事と言えば，病院付き牧師の手拭きタオルを交換することから，1,000床の病院の建物に関して助言することまで，さまざまであると言われていた[12]。と同時に，医学委員会はたいていの場合，医師からのみ成り立っていたのに対し，看護委員会は病院管理委員会メンバーの支配下に置かれていた。上級看護師たちには委員会を運営したり討議技術を向上させたりする機会がほとんどなかった。サーモン報告

書（前述）が多くの看護師によって歓迎された理由の一つは，それが管理者看護師のための再教育の問題を，説得力をもって論じていたからである。事実，サーモン報告書の要点は，管理がそれ自体，1つの専門と見なされていたことであった。

　管理の訓練を受けた看護師は，看護師の利益を代表するために他の専門職者といかに共働するかを知り，適切かつ効果的な方法で知識や情報を中継するであろう，とそこには主張されていた。また，適切になされた方針決定が適切に実施されるような具合に，自分の仕事をコントロールならびに調整するすべを知るはずであった。それでいながら，当時これらトップの管理者看護師に支払われる給与は，病院群の幹部事務官に支払われるものの約半分であった。

　きわめて残念なことには，「物価と所得委員会」の報告があったために，サーモン委員会の勧告は慌てて実施に移され，誤って解釈され，柔軟性に欠けた採用がなされた。あまりにも多くがあまりにも早くに実施されたのが問題であったのである。しかしながら，これは，ナイチンゲールが必要なこととして予言した展開を大きく進めるものであった。

　サーモン報告書に盛られた管理の理論や考え方は，その後問題にされることもなかったし，これに代わる機構が世論の力で進められることも確かになかった。この新機構が苦心と選択としかるべき訓練とをもって取り入れられたところでは，結果は成功であり，看護が医学と同等の地位に浮上した，と言われる場合もある。しかしながら，看護師は現在，「地方，地域チーム」管理官グループや地区管理委員会の欠くことのできない成員であるが，それでもなお，医師と同等の地位であるとは一般には認められていない。確かに，人事，労使関係，訴訟の危険，財政圧迫，職員不足，補助職者のストライキなどに対処する看護師たちは，患者管理にしか応用できないような管理知識を持って臨床という隔離された場に踏みとどまっている

わけにはいかないのである。1974年のNHS再編成の時期を通じて，上級看護師が身につけている臨床向きの訓練が彼らに非常に役に立ったことは否定できない。新しい仕事——それはつまり古い仕事であったが——を志願するという事態にもう一度直面させられたものの，彼らは患者ケアを危うくすることなしにそのきわめて衝撃的な時期に対処できたのであった。看護はこのことを誇って当然である。

　新しい機構は，再編されたNHSにうまくはめ込むために細かい調整が必要であった。管理者看護師たちは新しい管理理論を理解し，かつ新しい環境で働くことを求められた。彼らは全員合意のうえでなされる管理に参加し，スタッフ・ライン関係を理解し，多数地区から成るエリア創設がもたらした複雑な問題に取り組まねばならなかった。そのとき以来，彼らは受け手側になり，したがって，要請が上の方へ伝わってその答が長い時間かかって下へ降りてくるのを待ちこがれるというフラストレーションを知るようになったがゆえに，「ちょっとした」管理に取り組まねばならなくなったのである。

　最近発表された政府の諮問報告書[13]を読むと，再編成以来，即座の意思決定や個人的主導，あるいは責任を抑圧してきた複雑な管理機構は，向こう2年間で調整され，単純化されるであろうという希望が持てる。現在の政府は，「官僚的形式主義を排除し，地区および病院レベルに責任を集中させること」をめざしている。同じことをくり返すためにむなしさを感じさせるばかりか高くもつく現行の機構は，あまたの医師や看護師にとって不幸な思い出と化すであろうばかりでなく，政治家や官僚に対してはよい勉強をする機会を与えたことになるであろう。「地域保健協議会」だけで1980年に400万ポンドの国費を使うと予測されている[13]。保健当局が地方中心のサービスにより接近したときの，このような別々の「受益者」代表

の必要性もまた疑問である。

　おそらくこれからの企画者は，ナイチンゲールの「倹約についてのヒントと忠告」[14)]を参考にするか，あるいは，1863年にディズレーリ（Benjamin Disraeli）[†2]が選挙区住民に対して言った有名なセリフ「能率の悪いところに節約はあり得ない」を思い出すかすればよさそうである。

　今日では，看護管理は成年に達したと言ってよいであろう。看護管理には多くの目標，役割，機能があり，それらすべてのために，看護基礎教育の段階でのみならず，継続教育の段階での準備教育が必要である。他学問分野に学ぶことが基本的に重要であると考える者も多いが，この点に関しては諸外国から厳しくも手痛い学びを得ることができる。私たちは，学際的な教育というものがもたらすであろう反動を知らねばならない。教師陣と学生とが確固たる看護職のアイデンティティを持っていなければ，看護師とその同業関係者は当然受けてしかるべきだけの関心も受けられないであろう。管理のための教育課程がなにか1つの専門分野の人々でいっぱいになるのを防ぐためには，入学志願者個々の能力よりも割り当てシステムのほうを優先させる必要があろう。

　1960年代の半ば以降，管理教育は多学問領域にわたる集団教育が中心となり，しかるべきコースへの看護師推薦は等級に従って行われるようになった。往々にしてそのコースは，それが提供するものに個々のニーズを合わせるようなしくみであって，当の看護師が果たすべき役割にとって必要なことに合わせて企画されるというふうではなかった。今日までのところ，国のコースも地域単位のコースも上級看護官と上級看護師教師とを除外している。一部には，ライン管理ポストにあるそうした看護官のための，役割を基盤とした管

---

†2　1804–1881。英国の政治家，首相，小説家。

理能力開発課程の必要性が高まっていると思う人々もいる[15]。

　スタッフ看護師，病棟師長，看護官の役割そのものを含めての，看護チームの組織再検討が私たちの主要課題の一つであるということもまた示唆されている。「じつにさまざまな時代にさまざまな機能を果たそうとして発達してきた看護の現在の役割は，もはや決して能率的でないばかりか，現行組織のなかでプライマリー・ナーシングが要求するような個別ケアなどを達成できるとも思えない」[16]。

　看護の数々の分枝，区分，専門がむやみやたらに出現してきたが，「専門は私たちの本来の役割が奥行きの点でも幅の点でも高まって行きついたところから現れるべきである」ことは，書かれたものや語られたことから明らかである。本書に序文を寄せてくれたマックファーレン（J. K. McFarlane）が何年か前に主張したように，「アセスメントや計画や評価の技術が，看護師の専門的知識・技術のなかで，かつては看護行為が占めていたと同じほどの大きな部分を占めるようになったからには，私たちは教育システムの内容および教育に使う方法を至急新たに方向づけし直さなければならない」と思われる[16]。

　現代の治療と患者のニーズの両方が複雑さを増すにつれ，看護師たちは，病気の人が健康を回復するように，あるいはまた，やすらかで尊厳ある死への旅立ちができるように援助する過程には，今や患者自身とその家族はもちろんのこと，数多くの専門職者や学問分野がかかわっていることを認識するにいたった。しかし，チームを組んで仕事をするのは必ずしも容易なことではなく，それがなによりむずかしいという声も聞く。地理的に人間を集合させたからと言ってチームワークが動き出すとはかぎらない[17]。「保健専門職者間で実権を共有する」ことについてはたびたび書かれてきた[18]。この文句はせいぜいのところ気持のうえだけにとどまっている。共有されるにしろされないにしろ，「実権」なる言葉がヘルスケア分野の

職種の仕事を記述するなかに出てきてよいものかどうかもまた議論の余地あるところであろう。

　その他，述べきれなかったことも含めて，かように変化してきた管理という問題のただなかに，効果的な看護管理の基本となるものとして，次の4項を指摘した人がいる。

・プログラム企画：そのときかぎりといった仕事のやり方ではなく，長期にわたるアプローチをとること。
・評価：あらゆる段階で，また，1つのプログラムの終了時に。
・対人関係。
・人的資源の開発[19]。

　この4項は，ベニス（W. Bennes）が「効果的なチームあるいは集団をつくり，めざましい協調が見られるような風潮を高める」と定義したリーダーシップのための基本的な手段を提示している[20]。どれか1項だけでは管理は成り立たない。一つ一つが他の3項の支えを必要とするのである。

　ユーラ（H. Yura）の発表したモデルには，看護リーダーシップ作用の構成要素が描かれている[21]。これは，リーダー養成の指針になるであろう。ここに取り上げられているのは，科学的知識（人間と社会の健康および看護に関して），意思決定の過程，価値観，サービスあるいは管理を受ける人々のニーズと目標の理解，そして当然のことながらリーダーシップが発揮される場の状況の理解である。看護ケア計画を立てること，自分の看護実践のなかの問題を明らかにすること，そしてそれらの解決策を探すこと，これはすべて「ヘルスケア達成に向けての」過程の一部である。看護師が階級のはしごを上に登れば登るほど，そして，補助職員の仕事の指導や監督や編成の責任を負えば負うほど，看護師の「管理」の領域は広くなる。加えて看護師が，補助システムに支えられての直接的看護ケア提供

から離れて，より独立した仕事，日課的ではない状況に置かれたり，組織内のおびただしい数の相関因子に対処しなければならなかったりする仕事へと身を移すにつれて，その管理的役割は複雑さを増し，管理は自分の看護実践の周辺事項ではなく核心となる。

　もしも私たちが，すべての専門職看護師の役割は，その人がどのような場におり，また，どのような階級にあろうとも，看護管理のどの部分かを包含している，というテーゼを受け入れるならば，私たちはすべての専門職看護師に，あらゆる段階の看護教育プログラムを通して，しかるべき管理手段を与えねばならない。つまり私たちは看護の基礎教育，卒後教育，継続教育，大学院教育のなかに，学習経験に焦点を当てたかたちで管理を導入する必要がある。

　教育は，知識の活用のすべの「修得」であり，看護という職業の社会に対する第一の責任は，看護の実践である。看護のその他のはたらきの一切は，2次的なものにすぎない。1859年，ナイチンゲールは，「ちょっとした管理」の章にこう書いた。「今はよい使用人が少ないとよく言われる。私に言わせれば，今はよい女主人が少ない」。現在はよい看護師がいませんね，と言って気がとがめるようなとき，私たちは彼女のこの言葉を思い出すのである。

　「看護師」（nurse）という言葉のつづりおよび「管理者」（administrator）という言葉のラテン語の語源は，今日の管理者看護師への指針となると思われるある哲学の要素を語っている。すなわち，

n：患者のできるだけ近くにいて（nearness），彼に健康の回復と保持にあずからせ，あるいは責任をとらせるべく彼の持てる力を育む（nurturing）。

u：看護師，医師，患者，その他ヘルスチームのメンバー間の理解（understanding），非利己性（unselfishness），有用性（usefulness），一致（unity）。

r：現実主義（realism），理性（reason），安心（reassurance），患者に関する自制（reserve），やり繰り上手（resourcefulness），研究（research）（なにを，なぜ，いつ，どのように，どこで，誰が）。

s：サービス（service），自己犠牲（self-sacrifice），自己修練（self-discipline），自信（self-assurance），患者，その家族および同僚の支持（support）と支援（sustaining），患者およびスタッフの安全（security）。

e：専門的知識・技術（expertise），手本（example），感情移入（empathy），患者とその家族の教育（education），患者の問題対処能力の向上（extension），職員の教育（education）[22]。

　管理者という言葉は，「私は貢献する」（serve）あるいは，「私は○○に仕える」（minister unto）という意味のラテン語 administro に由来する。今日的な意味では，この言葉は，管理する，気を配る，監督する，指示する，統制する，支配するなどと解釈されているが，語源的な本当の意味を決して忘れてはならないばかりか，これをもって謙譲の態度を養うべきである。この言葉がナイチンゲールの言う「ちょっとした管理」だけを意味するようなことは二度とあるまい。

参考文献

1) World Health Organization（1959）：Public Health Nursing：4th Report of the Expert Committee on Nursing, Technical Report Series, No. 167, Geneva：WHO.

2) WHO Expert Committee on Nursing（1966）：5th Report, Technical Report Series, No. 347, Geneva：WHO.

3) International Council of Nurses：Council of Representatives' Statement of Nursing Authority 1975, Singapore：ICN.

4) International Labour Organization（1977）：Convention 149 and Recommendation 157. Concerning Employment and Conditions of Work and Life

of Nursing Personnel, Geneva : ILO.

5) (1966): Report of the Committee on Senior Nursing Structure, London : HMSO.

6) Abel-Smith, B. (1960) : A History of the Nursing Profession, London : Heinemann.

7) Dock, L. L. & Stewart, I. M. (1920) : A Short History of Nursing, New York : Putnam Sons.

8) Cope, Z. (1955): A Hundred Years of Nursing at St. Mary's Hospital, Paddington, London : Heinemann.

9) Ministry of Health (1969) : Notes for the Guidance of Hospital Management Committees, R. H. B.(49) 25/HMC (49) 17/BG (49) 19.

10) Ministry of Health : HM (54) 20.

11) Ministry of Health : HM (59) 21.

12) Hospital Medicine (editorial), October 1966.

13) (1979) : Patients First, Consultative Paper on the Structure and Management of the National Health Service in England and Wales, London : HMSO.

14) Nightingale, F. (1882): Hints and suggestions on thrift. *Thrift* (a monthly journal), January 1882.

15) Hookway, J. *et al.* (1979) : Time to look again at role-based training for nurse managers. *Nursing Times*, 13th September, 75 (37).

16) McFarlane, J. K. (1976): A charter for caring (The Royal College of Nursing of the U. K. Nursing Lecture 1975). *Journal of Advanced Nursing*, 1 : 187-196.

17) Gilmore, M., Bruce, N., Hunt, M. (1975): The Work of the Team in General Practice, London : Council for the Education and Training of Health Visitors.

18) Devine, B. A. (1978) : Nurse-physician interaction—Status and social-structure within two hospital wards. *Journal of Advanced Nursing*, 3 : 287-295.

19) Bergman, R. (1978) : Present-day key roles in nursing administration. Report of the Proceedings of the Second International Symposium—The Nurse-Administrator : A Challenging Role in the Changing Health Scene, South African Nursing Association, Pretoria Branch.

20) Bennes, W. (1964) : Post-bureaucratic leadership. *Transaction*, 44 : 61, July/August.

21) Yura, H., Ozimek, D. & Walsh, M. (1976) : Nursing Leadership : Theory and Process, New York : Appleton Century-Crofts.

22) Searle, C. : The Future of the Nurse Administrator—Discussions with Colleagues.

訳書

3) 小林富美栄，久保庭和子（1977）：ICN と日本看護協会，日本看護
協会出版会，p.45.

4) （1977）：看護職員の労働と生活の条件に関する第 149 号条約と第
157 条勧告．看護，29（8・9）；（1983）：INR 日本語版，6（3）.

IV 物 音

　ナイチンゲールは，病院や看護についての数々の著作のあちらこちらで，物音とそれが患者に与える影響について，くり返し率直な見解を述べている。「不必要な音とは，病気の人にも健康な人にも与え得る最も残酷な気配りの欠如である」と彼女は言明した。それからおよそ 100 年後に行われたいくつかの調査を見ると，当代の患者の多くが彼女に同意するであろうことがわかる[1]。

　現代の多々ある矛盾の一つは，世界をあげて高等技術に長足の進歩を遂げつつあるただなかにあって，その同じ進歩が人類に，最悪のほうではさし迫った公衆衛生問題の増加を，まだよいほうでも深刻ないらだちや悩みの種の増加を突きつけていることである。家庭生活においては，私たちはビュンビュンとうなる洗濯機，掃除機の大きなモーター音，日曜大工の電気ドリルや芝刈り機のうなり，大工仕事や園芸の器具が出す音で自らを苦しめている。工場では，巨大な機械のガラガラ，ガチャガチャいう騒音に悩まされ，事務所では，テレックスのカタカタ音や電話のベルに苦しんでいる。そしてなんと，レジャーのときでさえ，私たちはトランジスタラジオやレコードプレイヤーやディスコテークの音の被害を受けるのである。かてて加えて，頭上を飛ぶ飛行機，鳴りわたるサイレン，轟音をたてて走るトラック，ハイウェイでスピードをあげるバイクや自動車などが，時に上記のさまざまの音を消し去るすさまじさである。ここにはとても書き出しきれないが，こう並べただけでも現代社会を汚染する一大要因のはびこり具合がわかろうというものである。

　騒音の特徴は，音の高さ，質，そして強度にある。すなわち，毎

秒耳に達する震動数，音波の形，震動体の起こす震動の振幅，そして「犠牲者」とその震動体との接近度が騒音を騒音たらしめる。

音の強さは，音が人間の耳に起こす感覚によって測定される。測定単位をベル（B）と呼び，デシベル（ベルの1/10。dB）が人間の最小可聴音を基準にしてつくられた測定単位である。低いささやき声が30 dBであるのに対し，ジェット機のエンジン音は140 dBという強烈な音を出す。人間の聴力は，85 dB以上の音に長時間さらされると障害されはじめる。ディスコの騒ぎが120 dBをも記録していると知れば，当節の若い人たちの多くがいささか難聴をきたしているのも驚くにあたらない。自らまねいたことである。

120〜150 dBという強度は，一時的に聴力喪失をもたらすことがあり，もしそれが長時間持続すると永久的に耳が聞こえなくなってしまう可能性もある。うるさい音が人の身体に及ぼす影響として知られているものには，皮膚が青ざめる，血管狭窄，筋肉の緊張，アドレナリンの分泌増加，神経緊張，血圧上昇などがある。突然の大きな音は，恐怖を起こさせるとともに生理学的な変化を生じさせる。ナイチンゲールはこれを次のように見てとった。「弱っている患者が階段を転げ落ちる，あるいは立ち上がったときに気を失うという事故の多くが，ちょうどその瞬間にその患者に話しかけようとして看護師が急にドアから現れた……ために起きることが私にはわかっている」し，「（担当の）看護師が（突然）病室に入ってきたときには立っていた患者が，床にばったり倒れたのを私は見たことがある」。

家庭の病人には，できればその家のいちばん静かな部屋を与えたい。必要に応じてドア消音装置その他の工夫を用いるべきである。静けさはほとんどの患者によい効果を及ぼすが，あまりにもシーンとした静けさは，恐怖や抑うつの原因となることがある。

最近の調査によれば[1-3]，10年ほど前にくらべて病院の音が一段

と患者の苦痛の種になっているという。いくつかの音は以前よりも問題ではなくなったのであるが，その間の年月に新しいいらいらの原因が出現したのであった。ナイチンゲールが指摘した騒音源とくらべると，私たちの患者は，拷問も同然の音の暴力に耐えている。

　しかし，患者たちの苦痛の種のいくつかは，120年前も今も同じである。と言うのも，比較的最近，うるさいものはと聞かれた患者たちは「他の患者」，「見舞客」，「機械や設備の音」などをあげているものの，ほとんどの者がこぞって指摘したのが「病院職員」であり，このなかには看護師も含まれている。ナイチンゲールの炯眼（けいがん）が見抜いたように，話し声（いっそう悪いのはひそひそ話す声），歩く音（いっそう悪いのはつま先立ちのしのび足の音），突然の物音，急いだりせかせかしたりすること，病室のドアの外（あるいは患者のベッドの足もと）での会話，絶え間なくしゃべる長居の見舞客，のろまな身のこなし，つまり腰の重さ，周囲の物音，上の階の動き，ドアをバタンといわせる音，がたつく窓，ナイフ類や陶器をガチャガチャさせる音，そしてあの天下周知の蛇口のしたたり——これらはすべて，「患者に害を与える，不必要な物音」である。

　「患者がいる同じ部屋でのひそひそ話は……あまりにも残酷である」。この残酷な行為をした覚えのある医師，看護師，見舞客がどんなにたくさんいるであろうことか。「言うまでもないことだが，医師あるいは友人が面会のあと，患者の傍を離れて患者の部屋のドアのすぐ外あるいは隣室の，患者に聞こえる範囲あるいは患者にそれとさとられるようなところで，面会の結果についての自分の意見を友人たちに伝えること，これは最悪である」。私たちが日頃一緒に仕事をしている医師たちのなかには，学生を引き連れての回診時のふるまいの点で，彼女のこの指摘から学ぶべき者がいるはずである。また，看護師たちには彼女はこう忠告している。「しっかりした軽やかな速い足どり，落ち着いててきぱきした手さばきこそが最も求めら

れるものであり，ゆっくりとためらうようなすり足や，おずおずした頼りなげな手つきはいけない。ゆっくりしていることが優しいのではないのに，そのように誤って考えられている場合が多い。てきぱきしていること，軽快であること，優しいこと，それらは互いに矛盾しない」。ナイチンゲールが病人であったことの証拠を求めている人がいるとしたら，上の雄弁なくだりにそれがある。

　現代の患者たちは，ナイチンゲールの観察の確かさを認めるのみならず，最大の苦痛をもたらす騒音は，「一般環境条件，病院建物の型，各病棟の位置によってさまざまである」[1]ことを証言している。患者各人の身体的ならびに精神的状態，騒音耐性の閾値，年齢，生活姿勢などもすべて，音に対する患者の反応に影響を及ぼしていた。興味あることに，ある程度の騒音は大多数の患者が我慢でき，また，当然と思っているばかりか，一部の患者は歓迎さえしているということである。

　しかし，やむを得ないと思われる音あるいは病院の力では制御も排除もままならないような音は患者たちに覚悟されていたものの，彼らの苦情の種の音の3/4は，多少なりとも病院職員の力で規制ないし緩和できる類のものであった。

　騒音防止は病院設計者にとって一大課題である。なぜならば，壁や天井を防音建材でおおうことはできるが，その種の資材の多くは燃えやすく，一部は細菌類を保有し，まき散らす。その他，アスベストなどは，長期にわたって肺に吸い込まれると有害である。堅くて通気性がある材質の表面を磨き上げたものは清潔を保ちやすく感染防止上も好ましいが，こうしたものにかぎって防音性がない。とは言え，考えられる手段はいくつかあり，可能なかぎり取り入れるべきである。すなわち，処置室やエレベーターは，病棟，病室とは廊下で隔てられた場所に設ければよい。ベル，ブザー，警報装置の代わりに信号照明を使うこともできる。

ポータブルの設備にはすべてゴムのタイヤないしキャスターを付け，各部品のネジはしっかりと締めて，移動時のがたつきを防ぐ。ベッド，ワゴン，車椅子，ストレッチャーにはゴムのバンパーを付けて，壁やドアを保護するばかりでなく，音をも防ぐ。便器立てや食器の棚には薄いゴムをかぶせ，また，水差しやゴミ入れにはゴムの蓋を付け，床，テーブル，流し，棚などにはゴムのマットを敷く。

　新しい物品を購入したり新設備を取り付けたりする際に考慮すべき要因の一つに，騒々しさということはぜひとも含まれねばならない。しかし，たとえそうして慎重に選んでも，その物品の正しい使い方，整備法，部品とりかえなどの訓練を受けた職員がいなければ，効果は直ちに，しかもまったく帳消しとなる。

　ドアや窓が引き起こす騒音が依然として患者のいらいらの種のなかでは目立つが，患者がときどき自分でしているように「ナイロンの切れ端を取り付けたり，もっとたっぷり油を差したりすれば」往々にして，それで解決するもののようである。ナイチンゲールは，「よい看護師は，いつも自分の患者の部屋でドアや窓がガタガタいったりきしんだりすることがないように……気を配るだろう」と言っている。

　その他，患者は電話の呼び出し装置や職員の歩行，特に夜のそれらの音を苦痛に感じている。再び120年前のナイチンゲールの観察を借りよう。「一つあなたがたが確信してよいことは，患者を眠りから突然に覚まさせるようなことはどれも，どんなに大きな継続的な音にもまして，患者をひどく興奮させ，より深刻で長い期間にわたる害を加えることである」，「靴のきしむ音は，世界中のあらゆる薬が患者にもたらす益よりも大きな害を患者に与えるだろう」。

　音の妨害力というものが，その強度とあまり関係のないことは明らかなようである。ある報告[1)]によれば，小さな音が患者を最もいらいらさせ，悩ませ，害しさえする。ささやき声，くすくす笑い，

夜勤看護師の懐中電灯のカチリという音などがそれであり，これは
ナイチンゲールも知っていた。「（たとえかすかであっても）不必要
な物音は，（もっと大きな）必要な物音よりも病人にいっそうの害を
与える」。

　患者の身近な環境を整えることは，患者を保護するという看護師
の責任の一つである。ここで再び，多数の患者がいらいらの種とし
てあげたものに，病棟に持ち込まれたトランジスタラジオやテレビ
などの近代技術の産物が登場する[1]。この２つが急性疾患患者の病
棟の必需品であるかどうかは大いに疑問のあるところである。患者
相互間に不快な感情の生じるのを避けるためには，これらの使用に
関する規則設定を看護師が主張すべきである。

　ある種の患者の存在が他の種の患者のいらだちの原因になるのは
避け難いことと思われる。ある患者が書いていたが，気分もよく回
復間近な患者たちが重症の者を「話題に乗せ，診断したり治療した
りする」ようなことがないようにするには，急性患者収容病棟に回
復期患者のために別室を用意する必要があるであろう。

　頻繁に看護師を呼んだり，何種類もの機械を取り付けていたりす
る重症患者を隔離する問題が近年注目を集めているが，これはいつ
も実行可能というわけではない。

　ところで，病院にいる人々のたいていは，病人である。これがあ
る種の人々には，なかなかわからないらしい事実なのである。患者
の環境の管理人である看護師が，このことを彼らに教えるべきであ
ることは明白である。具合の悪い患者の身近で働く補助職員や職人
や整備士などには，できるだけ静かに仕事をするよう要請すべきで
あり，一方，ヘルスワーカーは，専門職者であれ否であれ，静けさ
の重要性と気持のよいものの言い方とを教えられるべきである。ナ
イチンゲールは，音楽が病人に与える効果について，このことはこ
れまでほとんど注目されてこなかったと前置きして，「ここで言っ

ておきたいのは，**人の声を含めて**，連続音が可能な管楽器と擦弦楽
器は一般的によい効果を与える——これに対して，ピアノのように
連続性のない音を出す楽器はまったく逆の効果を与える」と意見を
述べている。それから120年経った今日でも，音楽療法なるものは
やはりまれにしかとられない手段であるが，スカンディナヴィア諸
国，米国およびわが英国では，身体的ならびに精神的リハビリテー
ション過程において音楽が重要な役割を果たし得ることが認められ
つつある。

　国王基金（King's Fund）の調査も，病院騒音は，その病棟の責任
者が誰であるかによって週ごとに変わると指摘した[1]。病院騒音を
制御するにあたり最も重視すべき要因は，職員のしつけであるとわ
かったのである。指導的立場にある職員が絶えず注意を喚起し，改
善を図ってはじめて，働く場に騒音防止意識がしっかりと根をおろ
すであろう。

　このことから，また，その他の文献からも[4,5]，騒音制御は短期間
に全速力で解決できるような問題ではなく，常時怠りなく警戒すべ
き事柄であることが明らかである。

参考文献

1) Hinks, M. D. (1974)：The most cruel absence of care. King's Fund Project
   Paper, No. 3, London：King's Fund Centre.
2) (1958)：Noise Control in Hospitals, King Edward's Hospital Fund for
   London.
3) (1960)：Noise Control in Hospitals：Report of a Follow-up Study, King
   Edward's Hospital Fund for London.
4) Kogan, B. A. (1970)：Health：Man in a Changing Environment, New
   York：Harcourt, Brace & World.
5) Bond, R. G. *et al.* (1974)：Environmental Health and Safety in Health-
   Care Facilities, New York：Macmillan.

V │ 変化のあること

　1859 年，ナイチンゲールはこう書いた。「心が身体に及ぼす影響については，現在では多くのことが書かれ，語られている。その多くは本当である。しかし私は，身体が心に及ぼす影響についてもう少し考えられていたらと思う」。彼女は病むことの単調さ，1 つないし 2 つの部屋に長い間閉じこもって暮らす退屈さ，活気がなく薄暗い病室がつのらせるいらだち，そして，「手仕事」を奪われることや，切り花や鉢植えの緑を身のまわりから失うことの影響を記した。

　彼女はまた，香りのよい野の花の束を贈られたり，思いがけないメニューの食事にびっくりしたりする喜びや，少しばかりの針仕事，少しばかりの書きもののもたらす好ましい効果についても書いた。言いかえるならば，彼女は「その人まるごと」を看護する必要性を認め，また，ヘンダーソン（V. Henderson）の名著[1] がうたう，働きかつ休むという原則の価値を実際に知っていた。

　個別化された看護ケアの重要性と，患者一人一人についてのケアプログラムを計画する必要性とは，今では世界中のほとんどの国で十分に認められている。一部の国では，このことを，「看護過程」と呼んでいる。

　1973 年，米国の「看護の発達についての検討グループ」は，『看護における概念形成──その過程と成果』という本を著し，そのなかでナイチンゲールの時代以来の，看護の概念についての主要な論文を検討し，また，それらの図式化を試みた[2]。この本の索引で「看護過程」を引くと，「看護の実践の項を見よ」とある。とすると，ある種の人々にとっては「看護」という言葉が適切に思われ，別の人々

にとっては「看護過程」という言葉のほうが明快に思われるらしいが，「看護実践」なる表現は，その両方の同意語であるらしい[3]。

　多くの看護師が，計画された患者ケアの過程に含まれる段階あるいは局面を記述している[4-8]。それはすなわち，次のようなものである。

① 健康歴を採る。

② 健康問題を明らかにする。

③ 患者と一緒に，患者のための目標を設定する。

④ 看護行為（あるいは介入）を記述する。

⑤ 一定時点で，およびケア終了時に，患者の進歩を評価する[3]。

　しかしながら，1972年，シーブカ（R. L. Civca）は，次のように報告した[9]。米国東海岸の6病院から無作為に選び出した235の看護ケア計画を調べたところ，そこに書かれていることの約75%は与薬，処置施行，バイタルサイン監視，摂取と排泄，診断検査などの業務に関係するものであったというのである。そして，看護ケア計画上に記載された事項のわずか1.7%が，リハビリテーションや退院計画に関係するものであった。英国でもこれに似たようなデータが発表されている[10]。

　看護ケア計画があまり活用されない理由はいくつかあるが，その一つは，それが必然的に複雑なものになるからである。どこででも使える一定の書式がまだ開発されていないとか，病人やその家族や各種ヘルスワーカーの側にいっそうの洞察，知識，技術，協力を求める局面の具体的なイメージを描きにくいとかいった声もある[3]。

　言うまでもなく，ケアの計画と提供に複数の者が責任を持つ場合には，なんらかの調整手段がとられないことにはケアの成功はおぼつかないであろう。全員が共通の目的に向かって一致協力しなければならない。また，全員が互いの貢献を知り，その価値を認めていなければならない。ケアと患者の進歩について全員が話し合う時間

をあらかじめ定期的に設けておく病院もある。こうした会合への「受益者の参加」は，医療記録の改善につながるのではないかと言われる[3]。多くの専門職者は，自分の記録類を他職種の同僚に使わせることについて疑問を持っている。その彼らが，大多数の患者に自分のケア計画の記録に参画させ，退院時にはそれを渡して保管させるやり方を好ましいと思うだろうか。ウィード（L. L. Weed）はこう述べている。

　　患者が自分の医療記録を手に入れ，それを読むとなると，恐慌状態に陥るのではないかと心配するむきがある。しかし，現行のような，疾病原因志向型記録を患者や家族がそれを必要とするときに利用できないしくみで保管しているやり方がもたらしている混乱，不当な治療，苦痛をいったいどうするのか……。医療記録を患者に渡すこと，それは医療の利用しすぎに対してわれわれが講じる最も有効な手段であると思われる……。もしも人々が劣悪な保健医療から身を護り，かつ自分の健康保持についての分別ある有益な理念を持ちたいと思うならば，彼らは臨床判断がなされ，さらにそれが検討されていく過程で使われる手段を理解する必要がある[11]。

　米国バーリントンにあるバーモント医療センター病院のようなところでは，退院時の患者指導内容がコンピュータに入れられており，看護師がその患者に適切な情報を選び出すとコンピュータがそれを書面に作成し，患者と家族はそれを持って家に帰る。

　英国の王立マースデン病院は，現在のところまだこの目的のためにはコンピュータを使っていないが，治療処置の詳細な説明や生活行動への助言を書面にして患者に与えている。ここは診断名も患者に知らせており，癌の患者の場合も例外ではない。しかし，患者や家族に情報を与えるだけでは十分ではない場合もある。患者が家に帰ってからも治療処置を続けねばならないようなときには，病院での指導期間が必要となる。これがあってはじめて，素人の人々はケ

ア計画に寄与でき，また，退院後実行しなければならない処置など
をとどこおりなく行えるようになる。見舞客たちも入院中の患者と
一緒になにか仕事を受け持ったり食事したりができるとたいへんよ
いのだが，食事に関しては20〜30年前には一部の病院で許されて
いたが，残念ながら今ではそれもずっとまれなことになりつつある。

　ナイチンゲールが患者の周囲の事物や仕事を看護ケアの重要な要
素と考えていたことは，驚くにあたらない。この2つは彼女自身の
生活にとって計り知れないほど重要なものであったからである。
「（彼女の）ベッドの後ろには本や書類を置くのに便利な長い棚が
あった……。訪問客は，部屋のあらゆる調度の際立った清潔さと優
美さに魅きつけられずにはいられなかった。それらの品は，そこの
女主人のための額縁として効果をあげていた……。『彼女の部屋は，
いつ行っても美しかった』とある訪問者は言い，『しかしそこには必
要な家具以外はほとんどなにも置かれていなかった』と続けた……。
壁には2〜3の絵がかけてあった……。客間は一段と高雅かつ厳粛
であり，壁にはいくつかの見事な彫刻とシスティナ礼拝堂[†1]の天井
画の写真とがあった。客間，控えの客間，食堂にはたくさんの書棚
が並んでいた」。そして彼女がつねに花々に囲まれていたことを，私
たちは知っている。「小卓の上にはラスボーン氏（William Rath-
bone）から贈られる鉢植えが，彼の亡くなるまで絶えることがな
かった。また，アシュバートン夫人（Lady Ashburton）[†2]は，メル
チェット・コートから毎週切り花を1箱送ってきた」[13]。ドーチェ
スター・ハウス[†3]の庭にはいつも小鳥の群がる木が1本あり，小鳥

たちはナイチンゲールから餌をもらおうとその木から彼女の窓辺へ飛んでくるのであった。彼女は，病院の患者の食事を調べるのと同じように慎重に小鳥の食事について調べていて，その知識の基本を「小鳥協会」に知らせた[14]。

　田舎にいるときの彼女は，寝室からの木々や花々の眺めを楽しみ，しばしば早朝の観察をしてそれを書き留めた。リハーストの家[†4]のバルコニーは，彼女に無限の喜びを与えたのである。そのバルコニーは広く，客間の張り出し窓のちょうど真上にあたり，そこに立てば空の大きな広がりを見ることができ，ガスケル夫人（Elizabeth Cleghorn Gaskell）[†5]の描いた景色が見晴らせるのであった[13]。クレイドン・ハウス[†6]では，彼女は小鳥とリスを飼い，ヴァーネイ卿（Sir Harry Verney）[†7]の孫たちに小動物たちの様子を書き送っていた。「心配事が張りつけられ……彼らの苦悩の亡霊がベッドのあたりに出没し，気分を変えてくれるものの助けなしではつきまとう想念からとうてい逃げ出せそうもない」ような病室に対して敏感であった彼女がこのような女性であったことは驚くにあたらない。

　今日，重症ではない患者たちは，自由に目先の変化を楽しめる。ベッドの主は車付きのベッドごと，バルコニーや，時には屋上へさえも運んでもらえる。身体の自由がきかない者も，車椅子に乗せてもらえばほとんどどこへでも行ける。モーターの付いた車椅子を使えば，麻痺のある患者も数マイルの旅ができる。入院患者は歩ける

---

†4　ダービーシャー州マトロックの近くのリハーストにナイチンゲールの父親が建てた館。

†5　1810-1865。ナイチンゲール家の親戚。小説家。

†6　バッキンガムシャーにあるヴァーネイ家の館。ナイチンゲールは，晩年は特にしばしばここに滞在した。彼女の部屋をそのまま保存して，現在はナショナル・トラストが管理。

†7　ナイチンゲールの姉パスィノープの夫。クレイドン・ハウスの主人。

ようになりしだい，「ふつうの」生活が日課に組まれている別の病棟に移されるであろう。患者たちに自由時間を与えているセルフケア病棟の出現も，施設ケアに革命を起こしつつある。

　100 年以上も前にナイチンゲールは，病室の壁の絵はときどき変えるようにと示唆した。現在，私たちは「絵画ライブラリー」を持ち，多くの病院の患者たちは自分の眺めて楽しむ絵を選ぶことができる。読むことは，ナイチンゲールの時代と変わらず，今も患者にとっての尽きせぬ気晴らしと学びの源であり，ほとんどの病院には，図書館が完備されていないまでも，書物の用意がある。自分でページをめくることのできないような患者のためには，それ用の補助具の使用が可能であるし，眼の見えない人々のためには，「聞く本」が楽しみを与える。声を出して読むことは，ごく少数の限られた人々しか持つことのできない技芸であり，ナイチンゲールもこう看破した。「患者が，『私に読んでくださるな，話してください』と言うのを私はよく聞いた。こう言えば，読み手が一気に読んだり，まちまちの速さで読んだり，重要でないところは飛ばしはしないまでも早口で不明瞭に読んだり，別のところではもぐもぐ言ったりするのを加減できる，と患者は無意識のうちに気づいているのだ」。

　過去数十年の間に，ラジオやテレビが患者の楽しみに変化を加えたが，残念なことにこれらはしばしば乱用されている。いかなる患者も，彼がそれを望まないかぎり，ラジオやテレビの絶え間のない音やちらつく映像に悩まされるようなことがあってはならない。気晴らし事についても治療的活動についても，患者自身の興味，想像力，才能に合わせて準備と活用を図るべきである。「過ぎたるはいらだちのもと」になろうし，よい効果どころか害をもたらす。

　個々の患者の利益のために運用される「看護過程」は，ヘンダーソンが明らかにしたような総合的看護ケアの基本原理を内容として含むようになってほしいものである。人間としての患者まるごとの

看護は熟練した看護師によってのみ成し遂げられるであろうから，
看護過程はそれらの原理を包含してはじめて，その主唱者たち[4]が
思い描いている看護の新しい高みへと通じる螺旋となり得るのであ
る。

参考文献

1) Henderson, V. (1968)：Basic Principles of Nursing Care, Geneva：ICN, Basel：Karger.
2) Nursing Development Conference Group (1973)：Concept Formalisation in Nursing：Process and Product.
3) Henderson, V. & Nite, G. (1978)：Principles and Practice of Nursing, London：Collier Macmillan.
4) Kratz, C. R. ed. (1979)：The Nursing Process, London：Balliere Tindall.
5) Mauksch, I. G. & David, M. (1972)：Prescription for survival. *American Journal of Nursing*, 72 (Dec.)：2189.
6) Carrieri, V. K. & Sitzman, J. (1971)：Components of the nursing process. *Nurse Clinician, North America*, 6：115.
7) Hurst, J. W. & Walker, H. K. eds. (1972)：The Problem-oriented system, New York：Medcom.
8) Bergman, R. (1974)：Typology for teamwork─way of determining who should be on a specific nursing or health care team in varying situations. *American Journal of Nursing*, 74 (Sept.).
9) Civca, R. L. (1972)：Over the years with the nursing care plan. *Nursing Outlook*, 20：706.
10) Skeet, M. (1978)：Home from Hospital, London：Macmillan Journals.
11) Weed, L. L. (1971)：Medical Records, Medical Education and Patient Care, Cleveland：Case-Western Reserve University Press (distributed by Chicago：Year Book Medical Publishers).
12) Continuing Care Project (1979)：Organising Aftercare, London：The National Corporation for the Care of Old People.
13) Cook, E. T. (1914)：The Life of Florence Nightingale, Vol. 11, London：Macmillan.
14) Nightingale, F.：Birds (A letter dated February 4, 1895 to 'Uncle Toby' of the Dicky Bird Society), printed in the Newcastle Chronicle's Weekly Supplement, Feb. 16th 1985.

訳書

1) ヴァージニア・ヘンダーソン（湯槇ます，小玉香津子訳）（2016）：看護の基本となるもの，再新装版，日本看護協会出版会.
2) 看護開発協議会編（小野寺杜紀訳）（1976）：看護概念の再検討，医学書院.
3) ヴァージニア・ヘンダーソン，グラディス・ナイト編著（荒井蝶子，他監訳）（1979）：看護の原理と実際，メヂカルフレンド社.

VI | 食　事

　「病人を注意深く観察する人なら誰でも同意するだろうが，食物がたくさんあるなかで，何千という患者が毎年飢えて衰弱しているのは，彼らが食べられるようにする単にその方法への留意が不足していることによる」。ナイチンゲールは，1859 年にこう書いた。

　ここでもまた，彼女は人間一人一人に関心を向け，この場合は彼らのために滋養物を調理し，供し，食べさせるすべに注目している。このいずれの段階もが今なお看護という創造技術の重要な構成要素である。しかし現在，私たちは，同時に別のパラドックスのあることを知っている。「われわれの地球は，全人類の食糧を必要十分量まかなうに足る資源を持っているのだが，現在も，そして来たるべき数十年間も，地球住民のかなりの割合を占める人々が慢性の栄養不足状態にあり続けるであろう」[1]。

　パラドックスは，分析の一方式である。プラトン主義者，ヘーゲル学徒，マルクス主義者はいずれも現実を研究する道具としてパラドックスを用いるが，彼らはそれを「弁証法」と呼ぶ。現実は対当命題の統合であり，他でもないこの現実は，今では人類の大多数に知られている[2]。人類の多くは，質から言っても，また，量から言っても，食糧不足の状態である。国家間のコミュニケーションが発達し，また，国民の読み書き能力が高まるにつれ，人々の現実認識は高まった。たとえば，今日，飢えに苦しむ人々は，飢えを知らない人々のことを見，かつ聞き，もはや彼らの祖先たちのようには自分たちの置かれた状態を達感して受け入れはしまい。そうした一般大衆の関心は，すなわち現代の看護師たちの関心でもある。現代の看

護師は，さまざまな状況下における健康的な食糧の栽培，配分，貯蔵，調理について知っていなければならない。この種の知識は，今では看護学の重要な構成要素である。

　1969 年，プラハにおいて，第 8 回国際栄養会議は，次のような決議文を採択した。

- ・目下のところ，かなりの数に及ぶ就学前児童に，また，成人にも，栄養不良が重大な影響を及ぼしている。
- ・幼時の栄養不良は，身体の成長を遅らせるのみならず，社会と経済の今後の発達を担ってもらわねばならない子供たちの学習と行動とを妨げる。
- ・現代の科学技術知識を開発途上国の農業，食糧，健康，人口問題に応用することによって，ほとんどの栄養不良を排除できると思われるので，この問題は，主に社会的，経済的，道徳的なものである。
- ・各国政府に対し，開発途上国における栄養不良の予防に向けて，直接に，あるいは，国際連合機関を通し，食糧生産，貯蔵方法，消費についての科学技術知識を応用することによってと同時に，疾病制御，健康増進，栄養教育あるいは訓練，家族計画を行うことによって，必要な支援を提供するために，それぞれの持てる資源の配分を再検討するよう強く要請する[3]。

　国際事情を研究する学者のなかには，ある政府が成功するか失敗するかは，その政府に国民の食生活を向上させる力があるかないかによってきまる，という事実の認識の有無が平和を左右すると主張するほどの者もいる。ハクスレイ（J. Huxley）は，その著書『一大変革のなかで生きること』において，「経済的な人間」の時代から「社会的人間」の時代へと主流が移り変わるさまを論じた[4]。もしもよい食糧を十分に生産したいのであれば，「農業と保健が合体しなければならない」とも言われている。また一方，食物と政治が国内的にも国際的にも合体することが不可欠であるという声もある[5]。

何百万の人々の栄養不良と飢餓，これが私たちの時代の事実なのである。これは，飛躍と闘争の時代に「たまたま起こった」わけではない。ここ10年間，つねに，よりよい食糧分配法の必要性と，人々が自分で食糧をつくり，自分の収穫を食べる必要性が言われてきた。この一大仕事に役立とうとするなら，看護師は清浄な食物生産，飲料水の安全性，主要食糧の調理，母乳育児の利点，上手な離乳法，各種食事療法のための指示とその効果，特定の栄養失調あるいは電解質平衡異常の徴候とその治療などについての知識を持たねばならない。

　看護師は，非経口的栄養法，規定食の基本とその効用，病気のときの食事，文化や習慣をふまえた適切な食事療法に関する理論技術を実地に経験し，それらに熟練していなければならない。看護師はまた，血液化学，血液型判定，血漿とその代用物，現在静脈内注入用に使われている多数の溶液類についての知識を身につけねばならない。災害時救護にあたる際には，実際に即した情報を提供できねばならないし，救急物品の準備ならびに輸送，保管，配分のための適切な指示ができねばならない。外科看護師は，食べたり飲んだりが不可能な患者，つまり，食道切除術，胃切除術，胃瘻形成術あるいは広域顔面手術を受けた患者が，食事に関し，安楽でしかも満足していられるためにはどうしたらよいかを知らねばならない。腫瘍専門看護師であれば，悪液質や癌治療の代謝性影響の予防策，好中球減少症患者のための「滅菌食」調理法ならびに食べさせ方を知っている必要がある。食物の受け入れに影響を及ぼす諸因子，たとえば味覚異常，恐怖，不安，抑うつ，疼痛などや，特別食，流動食，基本的な経管栄養法，経口水分補給，非経口的栄養法についての知識は，すべてこれ今日の豊かな看護知識の一部を成すものである。

　加えて，看護師は今も変わらずナイチンゲールの教えを実行しなければならず，患者が自分の必要と資力と好みに従って食物を選ぶ

のを助けられるだけの素養がなければならない。残念なことには，ナイチンゲールが不適切な食事の給仕について見て取ったことどもが，現在でもそのまま通用する場合が間々あるのである。たとえば，高齢の関節炎の患者の食卓にゆで卵やオレンジを出して，彼らがその殻や皮をむけるかどうかなど考えてもみないといった場面に私たちは出くわす。しかしながら，現在の患者はいつも必ずしもナイチンゲールが以下に主張しているような点で重んじられているわけではない。「患者が食物を食べられる時間帯についての話し合い，患者が非常に無気力になる時間帯を観察し，そのような時を予測して食事の時間がそれと重ならないように変更する——観察と創意工夫と忍耐（これらのことこそよい看護師を作り上げる）を必要とするこれらすべてが，私たちが考える以上に多くの生命を救うだろう」。当節看護過程を語る際になお，患者に向かって彼の日常の食習慣を尋ねることがなにか革新的なことであるかのように思っている人たちがいるのである！　一方，ナイチンゲールは，政府の財政縮小に関連した専横な決定と戦う必要はなかった。彼女の患者は，病状が許しさえすれば，火を使って調理した朝食を食べるなどの長年の習慣を続けることができた。しかし，現代の患者たちの食事をめぐる好ましからざる状況の全部が全部，看護師の責任外のことではない。「先生が診察なさいます」と言って，あるいは血圧を測定する時間が来たと看護師が判断して，食事盆をさっさと引き上げてしまうようなことがなんと間々あることか。「看護師は自分が用意していないものを患者に与えることができないのは当然である。しかし患者の胃は，看護師の都合を，ましてや看護師の強制を待ってはいない」とナイチンゲールは書いた。

　彼女はまた，患者への食物の給仕の仕方を心配した。「患者のカップの受け皿に中身をこぼさないように注意しなさい。すなわち，患者のカップの底がよく乾いて清潔であるように注意しなさい。もし

彼がカップを口に持っていくたびに，受け皿も一緒に持っていかなければならないとしたら，あるいは，そうしなければ患者のシーツやベッドガウン，枕，あるいは彼がベッドに座っていてその寝まきにしずくを落として汚すことになるとすれば，あなたの側のこのちょっとした注意の欠如が，患者の気分ばかりでなく食物への意欲さえもどれほど損ねることになるか，あなたにはまったくわかっていない」。残念なことには，このような「ほんのちょっとした注意」が，現在多くの施設で温かい飲み物の給仕を受け持っている補助職員たちに守られていない。あるいは，教えられていない。当節では，中身のこぼれた受け皿がめずらしくもなんともないばかりか，こぼれた受け皿に乗ったカップのなかに，飲み物をかきまぜかけたスプーンが入ったままになっていたりする。こうした光景を見たら，「すぐれたハウスキーパー」であったナイチンゲールがなんと言うであろうかと私たちは想い描く。そして私たちのこの想像は，彼女の若い料理人が毎日のメニューを記入させられたノートを読むと，いっそう具体的になるであろう。明らかに毎朝，この女主人は，前日のメニューの一皿ごとにコメントを書き入れたのであった。ほとんどの場合，このコメントは思いやりのこもったものであり，また，料理人を励ますものであったが，痛烈なる批判であることもあった。あるとき，煮込みの薄切り肉が食卓に出たあとで，ナイチンゲールはこんなふうに聞いている。――「なぜ二重鍋を使ったのか」，あるいはまた，子牛の煮込みについて，「肉が固い。肉を細かくきざむと固い肉がいっそう固くなることを忘れずに」と助言してある。ナイチンゲール自身は，「小食ではあるが，敏感な食べ手」であったが，友人たちや患者のために非常な気配りをした人であった。患者のためには「聖トマス病院の2つの病棟に，毎週きまっていろいろな種類のケーキと新鮮な卵とコーヒーを送っていた。また，リハーストの2人の病人とリバプールの1人には，ミートスフレとゼリー

を毎週届けた」。一方，友人のためには，ナイチンゲールは自分でメニューをつくったり，なにかの料理の彼女独特のレシピを書いたりした。彼女は，クリミア戦争のときはもったいなくもこれをせずに，かの偉大な料理長，ソワイエ（Alexis Soyer）[†]を使った。彼女の父親ははじめてサウス街の彼女の家を訪れたあとでこう言っている。「フロレンスの女中たちとディナーは完璧だ」。また，ナイチンゲールと会見したあと，1人で昼食時まで残ったプロイセン皇太子妃は，「昼食は芸術作品のようでした」と語ったと伝えられている。

『看護覚え書き』のなかではほとんど取り上げられていないが，重要かつ熟練を要する看護技術の一つに，自分で食べられない患者に食べさせる技術がある。赤ん坊のように無力になることは屈辱的であり，患者に計り知れないほどの挫折感を抱かせるに違いない。盲目の人と運動性の不能のある人は共に特別の援助を要する。今日では，特殊な装置や道具，また，さまざまな性状の食物を手に入れることができるので，可能なかぎり患者は自立性を保持できると思われる。意識のない患者や死の近い患者に食べさせることも専門家の知識と技術を要する。しかし，往々にしてこのような患者の食事が若い未熟なスタッフに任されるのである。「もし看護師が理性的な人間であるならば……その理性をこれらのことに使ってもらいたい」と彼女は書いている。

そして，この「食事」の章に，ナイチンゲールは，食事のタイミングについても書いている。「2時には食事に手もつけられない患者が，7時にそれを出すと喜んで受けつけることがよくある」。融通がきくことの大切さは今日も同じであるものの，ナイチンゲールが想い描いていたような個人付き添い看護のかたちにおけるよりも現代の多忙な病棟ではそれは一段とむずかしいのではないかと思われ

---

† クリミア戦争時，スクタリ（現・トルコ共和国ユスキュダル）の病院の料理長を務め，ナイチンゲールを助けたフランス人料理家。

る。スタッフィングと，患者たちのニーズに個別の注意を向けることとに関連する問題は決して軽視できないが，どのような状況下にあっても，患者の食物を選び，調理し，給仕し，またそれが食べられるさまを，「正しく観察すること」は，かつてそうであったのと変わらず今なお重要な看護の仕事である。

参考文献

1) （1979）：World Health（editorial）, August/September 1979, Geneva：WHO.
2) Mazrui, A.（1979）：The garden of Eden in decay. First Reith Lecture. *The Listener*, November 8th, 1979.
3) Masek, J.（1970）：Preliminary report on the 8th International Congress of Nutrition. *Nutrition Review*, 28：60.
4) Huxley, J.（1944）：On Living in a Revolution, New York：Harper & Row.
5) Davison, C.（1963）：Nutrition, agriculture, foreign aid and the population problem. *American Journal of Clinical Nutrition*, 13：66.
6) Cook, E. T.（1914）：The Life of Florence Nightingale, Vol. 11, London：Macmillan.

VII｜どんな食べ物を？

　ナイチンゲールは，『看護覚え書き』のなかの2つの章を食物のことを書くのに使っており，その一つ，「どんな食べ物を？」と題する章は，同書のなかでも最も長く，また，詳細にわたり筆を進めた章の一つである。本章では，彼女は食養生におけるいくつかの誤り，習慣的な食事時間のきまりを工夫して作り出す必要，いくつかの食物の栄養価値，「特定の病人の特定の食品に対する」理屈に合った欲求について記述している。この問題に関する最も興味ある彼女の覚え書きは，「病人の食物については確かな観察がまだほとんど行われていない」という見出しのもとに書かれた部分ではないだろうか。彼女は，観察こそが病人の食事をきめるべきであり，化学がそれをしてはならないと宣言し，重ねて，「患者に供給されるものとして，彼が呼吸する空気の次におそらく最も重要なもの――すなわち，病人が食べるものをきめなければならない人たちすべてがすべきことは，『食品分析表』を読むことではなくて，患者の胃が出す意見を注意して観察することである」と言っている。120年後の今，私たちは，病院での食事の給仕は看護の仕事ではないときめてしまい，その種の役割を「ハウスキーパー」ないしその他の補助職者に渡してしまった。これは正しかったであろうか。

　言うまでもなく，私たちは今，健康なときでさえ，新鮮な空気を呼吸することや新鮮な食物を調理することに，ほとんど注意をはらわないし，時間もかけない。かつては「動物は食べかつ飲むが，人間だけは食事する」と言ったものであるのに，現在はハイウェイから国際セミナーにいたるまでのあらゆる場に「餌弁当」が進出して

いる。食べることはタンクに石油を満たすことに驚くほど似てきており，こうした生活姿勢が，病院やナーシングホームの食事の給仕に間々反映されているのである。

　世界の先進諸国では，いろいろな公的機関が望ましい食事の目標や食物の基準，健康的な食生活のための助言を発表している。英国人は，小児のケアにおける栄養を重視し，一方，ノルウェー人は世界的に食糧を適切に供給することを強調するというように，国によって相違はあるものの，いずれのアプローチにもある類似点が見られる。すなわち，いずれも脂肪の摂りすぎが今後もたらすであろう危険を警告し，脂肪過食に由来する摂取カロリーを減らすことをすすめているのである。ショ糖の摂りすぎも望ましくないと指摘されている。西洋諸国で問題にされているもう一つの食成分が繊維素，それも穀類の繊維素である。ヨーロッパの大部分および北米において，全粒粉製のパンを食べることが奨励されている。もしも「好ましい」食生活法を取り入れるならば，人々はかなりの恩恵にあずかることができると約束されているのである。米国のある上院議員は，彼の属する特別委員会が勧告した努力目標が採択されるなら，癌による死亡は20％，心臓疾患による死亡は25％減少するであろうし，虫歯となるとまったく過去の事象となってしまうであろうと発表した。食物繊維素が有効であるとする仮説の首唱者たちは，虫垂炎，動脈アテローム，結腸癌，便秘，冠状動脈血栓症，虫歯，深部静脈血栓症，真性糖尿病，憩室性障害，胆石症，裂孔ヘルニア，虚血性心疾患，消化性潰瘍，腸管ポリープ，痔核，静脈瘤などの数多くの「疾病領域」における罹病率と死亡率とを減らすことができると断言している。

　ショ糖あるいは食塩の消費量が減少すれば，やはり広汎にわたる好ましい効果が見られることが少しずつ確認されてきた。こうした想定を組み入れての栄養政策や食糧政策の実施を政府が支援しない

でいる事実に，多くの人が驚きかつ心配している。このことを詰め寄られると，政府および農業や生産業の関係者は，国家の全体的な経済バランスに深甚な影響を及ぼすであろうそうした変化を正当と認めるに足る科学的立証は現段階では不十分であるという結論を自分たちは余儀なくされている，としばしば言ってきた。もちろん，どの社会にも，その個々のメンバーの行動を統制しようとすることには倫理的な限界もある[1]。ミル（John Stuart Mill）[†1]はこう言った。「個人に対し，その人の意志に反して権力を使っても正当であるのは，その目的が他者への危害を防ぐことにあるときだけである。身体的なものにしろ，道徳上のものにしろ，その人自身のためになるから，というのでは正当な理由にならない……。その人自身よりも，その人の肉体および精神よりも，その個人は絶対的な存在である」。これは，保健医療職者が今日直面している他の倫理上の問題にもあてはめることのできる発言であろう。

　私たちの食習慣がもたらした最大の影響の一つが，英国の食生活の米国化現象である。私たちは長年の間，インゲンマメのトマト煮や魚の細切りフライを食べてきたが，フライドチキンや小エビのフライやキャベツのサラダが私たちの魚とポテトのフライや，ついにはローストビーフにさえ取って代わるような時代がやってきて，1970年代はそれが加速度的に進んだのであった。食堂車からはステーキと腎臓のパイが姿を消し，スウィートピックルスとプラスチックの黄色い四角形（カラシ）がわきにそそえられた「急行バーガー」なるものが出現した。あぶりチーズのような伝統的な家庭の軽食でさえ，即席麺やスパゲティ，あるいは米国式味付けライスに取って代わられた。日曜日を除いては，1日も欠かすことなく続け

---

†1　1806-1873。英国の哲学者，経済学者。ナイチンゲールの賛同者であったが，彼の婦人参政権獲得運動および女性にも医師の資格を与える運動に対しては，彼女は難渋を示した。

られてきた午後のお茶の習慣は，今や絶えなんとしている。冷凍庫からいつでも食物を取り出せる便利さがいよいよ広まった結果，若い世代は調理の仕方を学ぶ必要を認めなくなったのである[2]。「袋のままゆでる」という指示に従うだけなら，たいした調理技術もいらない。

　もう一つ，人々は，食物にお金をかけることをしなくなったという事実がある。カラーテレビや多機能カメラ，冷凍庫，あるいは高価なハイファイ装置を手に入れるために，多くの家庭は，食物に費やす分を削ることまでして購買力を生み出している。1961年には国民の食費は消費の25％であったが，1978年にはそれが19％と減った[2]。このことは，今一つの別の現象，先進工業諸国に特有の，ある種の栄養失調状態の出現への対処法の手がかりを示している。栄養失調状態は，栄養不良が原因で生じるだけでなく，過食やバランスのとれていない食事によっても起こるのである。現代の看護師は，不適切や欠乏やアンバランスのみならず，過剰ということにも対応しなければならない。

　卵やマーガリンやふすまなど，それぞれ栄養的に価値あるものの摂取を奨励するキャンペーンを別にすれば，英連邦は，第二次世界大戦以来，全国的な栄養キャンペーンを行わなかった。人々は，なにを食べてはならない，なにをしてはならないと攻められているが，家庭で料理をすることやバランスのとれた食事を用意することにもっと時間をかけるように彼らを促すための努力はほとんどなされてこなかったのである。巡回保健員は，若い母親たちや，英国よりも陽光に恵まれた土地から来た移民たちに，子供の食事に不足のところがないようにするにはどうしたらよいかを教えたり，パンとポテトチップスとコーンフレークというメニューのもたらすであろう害から逃れるのを励ましたりに，ほとんど独力で奮闘しつつある。巡回保健員は，菜食主義者の考え方も理解しなければならない

し，脂肪食や不飽和油脂脂肪などの言葉をめぐるこみ入った理論を使った指導もできなければならない。

　当然のことながら，ナイチンゲールも栄養価の高い食品なるものに関心を示し，当時一般に病人向きとされていた2つの食物，ココアとゼリーについて，痛快な悪口をたたいた。彼女は今日の栄養学者たちが言うよりはるか昔に，食物としてのふすまの価値を書いているところからして，じつに前衛的であった。「自家製のパンあるいはふすま入りの黒パンは多くの患者にとって非常に重要な食品である。このパンによって下剤はまったく不要になるだろう。オートミールでつくったケーキもそうである」。彼女はまた，病人に起こる壊血病性のただれについて手短に記し，かなりの長期間にわたって病人に野菜を食べさせないでいる看護師を鋭く非難した。これらの，また，その他の記述をもとに，私たちはもし今ナイチンゲールがいたら，欠乏病の解明の分野で近年達成された進歩に関心を持ったに違いないとほぼ確信できるのである。

　しかしながら，食物の持つ癒す力については，19世紀よりはるか以前に知られていた。紀元前25年頃〜紀元後50年頃のローマ人医師ケルスス（Celsus）は，眼球乾燥症，つまりビタミンA欠乏症であるが，この言葉をおそらく最初に使った人であろう。もっと昔，紀元前1600年頃に，エジプトの医師たちは夜盲症の治療法としてレバーを食べるよう処方した。レバーを食べることの治療効果は，中国の医学でも古くから知られていた。ビタミンA欠乏症は，現在も世界的に見た子供の盲目の主要原因であって，毎年10万人にも及ぶ子供たちがこれに罹り，社会的，経済的に重大な影響と苦痛をもたらしている。何百万という人間が，少なくともある程度，視力を失う危険状態にあるのである。東南アジアでは，乳児および就学前児童の失明の原因として最も一般的であるのがこの眼球乾燥症であり，これは，アフリカ，中東，西インド諸島およびラテンアメリ

カの一部についても言えることである[3]。

　世界中の多くの地域で主食とされている米がカロテンをまったく含まないことから，豊富のただなかにおける欠乏という現象がめずらしいものではない。科学者たちは，フローレス島のみを除き，いたるところに眼球乾燥症が見られたインドネシアにおいて，カロテンの価値を示す確かな証拠を発見した。フローレス島には栄養失調の子供はたくさんいるが，このタイプの失明はほとんどなく，この島の主食がトウモロコシであった。一方，他のすべての島の主食は米ないしキャッサバ[†2]であった[4]。別のいくつかの国では，災害時の援助プログラムが実動したときに眼球乾燥症が大発生した。善意の援助機関が，住民にはビタミンAも支給されているはずだときめてかかり，ビタミン強化のないスキムミルク粉を配ったからである。このようなことがあるゆえに，この種のプログラムに参加する看護師たちが必要な専門知識を持っていることが重要なのである。彼らはまた，いかなる災害に際しても，犠牲者たちの主食に含まれる一般的な食品の総カロリーと蛋白質カロリーを知らねばならない。国際連合は最近，食物と保健に関する救済作戦の指針を発表したが[5]，確かに総合的で要約された豊かな知識を盛ったそのような印刷物のおかげで，政府機関にしろ非政府機関にしろ，見当違いの国へ，不適切な食物を，不適切な量，送り込むというようなことをしなくなるに違いない。しかし，それよりももっとよいのは，災害に襲われた国々に，その国の人々が自分たちで日頃食べている食物を産出するための手だてを与えることである。カンボジアの避難民に最近，オックスフォード・フリーメーソン団が漁網，耕具，種籾（たねもみ）などを送ったのは，この新しいかたちの，しばしばより望ましい国際援助のあり方の好例である。周知のとおりナイチンゲールは，イ

---

†2　トウダイグサ科イモノキ属の食用植物。サツマイモ状の根茎，あるいはそこから採ったデンプン（タピオカ）を食する。

ンドにおける食糧の生産促進，特に土地の灌漑（かんがい）の改善と一般衛生状
態の改善に多大の力を注いだが，フレール卿（Sir Bartle Frere）[†3]は
正しくも，「実際のところ，英国のインド副王や歴代王朝が過去のも
のとなってしまったのちのちまでも，インドの貧しい人々はあなた
を称えることであろう」と予言した[6)]。今日，インドは独自のビタ
ミンA欠乏症予防対策を1970年から開始している。1974年の時点
では，つまり，正確に言えば，ナイチンゲールの『インドにおける
生と死』[†4]が出版されてから100年後には，ヘルスワーカーたちが6
カ月ごとに脂溶ビタミンA 200,000 IUを用いて300万人の子供たち
を治療していた[7)]。

　バングラデシュも，1973年に全国的なキャンペーンを発足させ，
3年後には6歳までの子供人口の約65％を予防作戦下に置くにい
たった。その結果，バングラデシュでは眼球損傷の発生が著しく減
少したのである[7)]。言うまでもなく，最も重視すべき予防策は，人々
が自分たちにふさわしい健康的な食糧を育て，収穫し，食べるよう
に教えることである。濃緑の野菜およびマンゴーやパパイヤなどの
有益な熱帯果実がその種の食糧である。これらの国，あるいは，似
たようなどこかの国で働く看護師たちには，各家庭が年少の子供の
特殊な栄養上のニーズを理解できるよう，教え導く責任がある。こ
の教育活動は，その地方の社会的，文化的条件を把握したうえでな
されなければならない。教育材料もそれぞれの地域の正確な必要条
件に合わせて，特別に作成ないし採用されねばならない。実際には
単純なフランネルグラフやポスターから劇の上演やダンス，あるい
は語り部による語りまで，教材はさまざまである。

---

†3　1815-1884。英国のインド行政官，ボンベイ（現・ムンバイ）総督
やインド省衛生局長を務めた。
†4　"Life or Death in India"（1874）。F. ナイチンゲール（薄井坦子，
他編訳）（1977）：ナイチンゲール著作集第3巻，現代社所収。

人々の栄養状態を向上させるために今日優先してなされるべきことが3つある。第一は，食糧の生産を高めることであり，それも特に小規模農場主（過去における公的プログラムが無視していたような）による生産向上が望ましく，それが次には雇用を促進し，結果として，土地を持たない者や都市の貧しい者が食物を買う金銭を稼ぐことができる。第二は，備蓄食糧の莫大な損失を防ぐことである（アフリカ，アジア，ラテンアメリカの一部では，ネズミ，昆虫，カビが貯蔵収穫物の1/3をも食べたり，あるいはだめにしたりしている）。そして第三は，生産され，消費される食物の栄養的な質とバランスを向上させることである。栄養失調の多い地域には肥沃な土地が少ないので，一定の土地面積につき可能なかぎり最高の収穫をあげることがきわめて重要である。フィリピンの国際米穀研究所は，蛋白質含有量が通常の7%ではなく10%に及ぶ米の品種を発表している。メキシコの国際トウモロコシ・小麦改良センターは，牛乳の蛋白質とほぼ同等の良質蛋白質を含む高リジントウモロコシを完成しつつある。ペルーの国際ジャガイモセンターは，ビタミンCおよびB群の含有率が高く，また，カロリー価も高いばかりか，1エーカーあたりの蛋白質生産量も多いにもかかわらず[7]，現在は遺憾ながらはやりの作物ではなくなっているジャガイモの蛋白質含有量を高める研究に着手している。養魚もまた，将来性ある食糧生産の道である。熱帯の気候のもとでは魚の成長が速く，一般の養魚場はもちろんであるが，稲作をしている水田や特定の季節に水のたまる土地でも養殖が可能である。インドの中央内陸養魚研究所では，摂餌習性の異なる3種のコイを組み合わせた複式養殖法を用いて，1 haにつき9 tに達する生産を実現した。

　今日では野菜は，栄養分を損なわない単純な乾燥法を用いることによって，季節を問わず1年中食べられる。ユニセフ（UNICEF）のカレン村（ナイロビ）実験では，1日に60 kgの野菜を完全乾燥

できる太陽熱利用乾燥機を完成させた。泥レンガと木とアシの茎とポリエチレンの板とでつくるその乾燥機の製作費は，英貨1ポンドであり，これは適切でしかも低費用な科学技術活用のよい例である。

　栄養改善のためのあらゆる努力のなかで欠くことのできないのが教育と訓練であり，栄養指導は，多くの土地のプライマリー・ヘルスケアワーカーの役割の一つになっている。オートヴォルタ[5]では，自分たち自身が村の母親である離乳食指導員が，土地の産物だけを使って良質のベビーフードをつくる方法を仲間の母親たちに教える。インドネシアが採用している栄養プログラムには，看護師と共に働き，多くの場合，看護師の指導と監督を受けて活動する，村の栄養係集団「はだしの栄養士たち」が参加している。彼らは無給のボランティアで，年少の子供や妊婦や授乳期の母親にビタミンAと鉄の錠剤を配布する。彼らは母親たちに，胃腸炎の子供に与えるための，砂糖と塩と水とでつくる水分補給飲料の調合法を教え，父親たちには，庭先でつくりやすい野菜の種類を教える。母親たちを集めた料理講習会では，バランスのとれた献立の立て方や，その土地で手に入る安価な食品を中心にした料理を教える。よその国の食習慣を持ち込むことはまず不可能である。世界中ほとんどどこへ行っても，栄養豊かでバランスのとれた食卓を作り出し，しかもそこの文化的慣習に合致している，伝統的な料理の組み合わせがある。また，バングラデシュのいくつかの地域におけるように，住居の周囲に庭というものが全然ないところでも，人々は自分の住んでいる小屋の屋根でウリやインゲンマメを栽培できる。

　時には，その文化特有のタブーや迷信が，栄養失調の発生に一役買っていることがある。たとえば，ある年齢の，あるいはある発達段階の男女どちらかが，食べることを禁じられている食物があった

---

†5　現・ブルキナファソ。

りする。同じ地方でも村によって食習慣に相違のあることもしばしばである。健康教育は，このような地域で働く看護師の最も重要な役割の一つである。母乳育児の計り知れない価値や賢い離乳についての話から入っていく，よい食習慣を育てる指導は，現にそこで使えるあらゆる手段を用いてなされなければならず，この目的のために，最近はマスメディアが漸次使われ出している。多くの場合，学童たちは，なぜ偏った食習慣を改める必要があるかを理論的に説明されれば納得するのであるが，それと同時に重要なのが，村長その他，そこのコミュニティリーダーたちに，よりよい食事とは，費用のかかる外国製食品に依存するものではないと悟らせることである。

　このような状況下で働く看護師が，そこのコミュニティの首長と一緒に対策をきめ，計画を立てるならば，つまり，そこの人々のためにではなく，そこの人々と**共に**それをするならば，成果は大きいに違いない。看護師は，個人的な資質によってのみならず，自分の仕事についての十分な知識と，それを実施するにあたっての確かな技術を持っていることによって，人々の尊敬と信頼を得なければならないのである。

　1979 年の世界の収穫量は，1974 年以来の最低であった。地球上の各地で行われた戦争がこの事態をいっそう悲惨なものにしたてた。東ティモール[†6]は，まさにカタストロフの状態を呈し，ある救援担当官はこれを，「もしかするとカンボジアの惨状と同じくらいすさまじい」と書いた[8]。戦争のあった４年間というもの，農業はほとんど停止していた。戦争とその余波のために飢えに苦しむ国としてはこの他にも，あの名だたるカンボジア，そしていくらか状況はましではあるものの，ベトナム，ラオスがある。アフガニスタン，チャド，エチオピア，ニカラグア，ソマリア，ウガンダ，ザイール[†7]

---

†6　小スンダ列島中，最大・最東端のティモール島の東部。現・東ティモール民主共和国。

も，飢える国々である。ジンバブウェ（ローデシア），ザンビア，モザンビーク，アンゴラ，ボツワナの食糧不足には，干ばつも影響したのであった。バングラデシュとネパールは極度の不作に苦しんでいる。干ばつは今なおパキスタンとインド西部に影響を及ぼしつつある。東ヨルダンもまた，干ばつに襲われたが，西インド諸島ではドミニカが 1979 年夏の大干ばつのあと，ようやく再耕作を開始したところである。

　ナイチンゲールの食物への関心もまた，農業の発達のための教育ということに及んでいた。彼女はマドラスの農業大学の学長であったロバートソン（W. R. Robertson）や，オックスフォード大学のベイリィアル・カレッジでインド行政官志願者として選ばれた者を教えていたアーノルド・トインビー（Arnold Toynbee）[†8]と文通していた。「せめてあなたの教え子たちの関心を農芸化学，植物学（草木や森林について），地質学（土壌や給水について），林学（雨量や燃料について），動物生理学（品種や飼料や家畜の病気について）……に向けさせるために，農業や林学の領域の指導を幾分なりともなさるわけにはいかないでしょうか。もしもオックスフォードで科学的農業を教えることができたらと思いますが？」と提言している[9]。

　食糧生産についてのこのように幅広くかつ深い知識と洞察力を示す一方で，彼女は個々の患者の食物摂取上の好みと必要についてもよく観察し，記述する力量を持っていた。彼女の関心の範囲の広さのみならず，その細部に及ぶ注意力は，今日にいたるまで他に例を見ない。たとえば，「患者が飲み下すことのできるかさを超えないで与えるようにすると同時に，彼が飲むのに濃すぎず強すぎずの加減をきめるためには，非常に細かな観察と注意が必要とされる（そし

---

†7　現・コンゴ共和国。
†8　1852-1883。英国の社会改良家，経済史家。文明史家のアーノルド・トインビー（1889-1975）の伯父。

てそれができる人はきわめて少ない）」と言っているが，この点で
は，年月を経た今日も，事情はまったく同じである。

参考文献

1) Payne, P. & Thomson, A. (1979)：Food health：individual choice and collective responsibility. *Royal Society of Health Journal*, 99 (5).
2) Clayton, H. (1979)：Eating standards take a tumble. *The Times*, December 18th, 1979.
3) *Social Trends*, December 10th, 1979, London：HMSO.
4) Bland, J.：Young eyes at risk. World Health, August/September 1979, Geneva：WHO.
5) Protein-Calorie Advisory Group of the United Nations System (1977)：A Guide to Food and Health Relief Operations for Disasters, New York：United Nations.
6) Frere, B.：Letter to Miss Nightingale, May 6th, 1869.
7) Harrison, P. (1979)：Home grown foods. World Health, The Fruits of the Earth, Geneva：WHO.
8) Lean, G. (1979)：*The Observer*, December 23rd, 1979.
9) Cook, E. T. (1914)：The Life of Florence Nightingale, Vol. 1, London：Macmillan.

VIII ベッドと寝具

　「ベッド枠と寝具について少し述べたい」と言ってナイチンゲール
は，「主に，まったくあるいはほとんどベッドに寝たきりの患者に関
して」書いた。「看護師は，清潔なシーツを空気にあてて清潔な湿気
を除くことにはこだわりすぎと言えるほど念を入れるだろう」が，
使用中のシーツの「身体に悪い湿気」を乾かそうとはしない，と彼
女は慨嘆した。彼女は病人用ベッドの長さ，幅，高さについて強固
な意見を持っており，「カーテンをめぐらせた天蓋つき4本柱の旧
式ベッドは，病人にとっても健康人にとっても，まったく受け入れ
がたい」と思っていた。彼女は往々にして，「枕が患者に寄りかかっ
ていて，患者が枕に寄りかかっているのではない」と見てとって，
多くの看護師がいくつかの枕を患者の心地よいように配置するすべ
を知らない，と批判している。

　今日の患者たちは，前かがみの姿勢を余儀なくされて，安楽を得
るためには腰のあたりの背中の下に片手あるいは本をすべり込ませ
る他ないというようなことなく，枕に支えられ，その上にゆったり
寄りかかっていられるであろうか。今日の私たちのベッドや寝具の
選び方の基準と彼女の主張したこととといったいどう違うであろう
か。私たちのしているベッドメーキングは，「週に1回のシーツ交換
時以外には，（寝具を）空気にあてることをしない」1859年の頃の
それと変わっているであろうか。

　大きく変わっているところは次の2点。今日の大多数の患者は
ベッドに閉じ込められてはいないことと，多くの病院では看護師で
はない職員が空床のベッドメーキングをすることである。しかし私

たちは皆，健康を保持し回復を促進するには，安楽や休息や睡眠が重要であると知っている。同時に，これらは死の床にある人々をケアするときの4つの基本的な目的の一つでもある[1]。そのときには必ず，家庭あるいは病院のベッドと寝具について，また，安楽で，くつろぐことができ，眠りを誘うようなベッドをしつらえることについて，特別な留意がなされなければならない。

　多くの場合，看護師たちは自分の手で患者のベッドを用意するほうがよいと思っているし，すべての看護師は他者にベッドメーキングを教えることができねばならない。ある期間ベッドに拘束されるであろう患者のベッドを選ぶにあたっては，看護師はその期間に患者がとると思われる行動の一つ一つを思い描く。患者はベッドの上で休息し，眠るばかりでなく，食事もすればレクリエーションを楽しみもするであろうし，仕事をしたり客をもてなしたり，運動をしたりもする。ことごとくの身体機能についてベッドの上で世話を受けねばならないかもしれない。そのためには，ベッドは融通のきくものでなければならない。近代的な精神病院のなかには，ベッドに別の種類の融通性を持たせていることを誇るところがある。つまり，ベッドが日中は寝椅子として使えるようにつくられており，患者の部屋は寝室と言うよりは居間のような趣を呈しているのである。

　しかし，標準的な病院ベッドは，シングルベッドで幅3フィート（ナイチンゲールは，ベッドの幅は3フィート半以上あってはならないと言った），長さ6フィート半，床からの高さ26インチである。高さは変えられるようになっていることが多い。今日では，昔より天井は高くなっているので，私たちは，ナイチンゲールの次のような見方はもはや気にしない。「9～10フィートの高さのある部屋のなかで，4～5フィートの高さのベッドに患者がいて，彼がベッド上で上体を起こすと頭の位置が天井から2～3フィートに来る……床と天井の間でサンドイッチになる」。

ガタガタと震動を与えることなくベッドに寝たままの患者を運べるようになっている現在の硬質ゴム製のキャスターやタイヤは，きっと彼女の気に入るところであろう。「ベッドやソファの上にいるときは，患者はあなたのなすがままであって，あなたが与えるあらゆる震動を身体全体で感じている」とあるからである。彼女は，マットレス本体に空気がよく行きわたる，「らせんスプリングのついた鉄製のベッド枠（もちろん飾りの垂れ布はめぐらさない）」が最もよいと書いた。現在ではベッドのスプリングはワイヤーを編んだものやボックススプリングが多く，私たちは調節自在ベッド，電動操作ベッド，自動震動ベッド，細波動ベッドなど，また，英国では「王室基金ベッド」なるものを手にしている。まったくのところ，「ロンドンに対するエドワード７世の病院基金」は，病人のためのベッドと寝具についてのじつにさまざまな情報の研究，展示，普及に関するきわめて価値ある業績をあげた。

　ナイチンゲールは毛を詰めた薄いマットレスをよしとしたが，今日私たちは馬毛，フェルト，綿，パンヤ，絹や木綿の綿状繊維などをそれぞれ丈夫な麻のカバーに詰めたもののなかから自由に選ぶことができる。しかし依然として馬毛のマットレス，時には巻き毛状にした馬毛のマットレスが好まれることが多い。馬毛のマットレスはひんやりとして，軽く，堅固で，非吸収性，しかも汚れを落としやすい。多くの病院でスポンジゴム（火災の危険あり），空気，水，スプリング内蔵などのマットレスが使われているが，後者が最も普及している。

　ナイチンゲールはまた，つい最近まで，ロンドンの教育病院で好んで用いられていた「厚い木綿の刺し子の通気性のない上掛け」を非難し，当時の女性たちに「病人の掛けものとしては，軽いウイトニー毛布」†を使うようすすめた。私たちは，それよりもよいものを提供するにいたっていない。

経糸に木綿を使った毛布は縮みやすいことがわかっているし，大陸風のキルトは暖かさの程度を調節できにくい。バスケット織りの保温性のあるウイトニー毛布は軽く，しかも暖かいのである。

枕については過去100年余の間，当然はらわれるべきであった十分な注目がなされないままできた。多くの病院の場合，枕は大きすぎ，厚さがありすぎ，硬すぎ，そして数が足りない。しかも往々にして，患者になったことのある看護師であれば知っているように，その枕がいやな臭いを放つのである。患者が汗をかけば，枕は湿り，汚れ，米国人が言うところの放臭物となる。病院などでは，退院と入院の間ごとの枕の手入れがほとんどなされておらず，枕を臭わない状態にしておくのは困難である。おそらくはヘンダーソンが言っているように，洗濯できるリング織のタオルを厚く折り重ねたものを代用して使い捨てにすべきなのであろう[2)]。気泡ゴム（ラバーフォーム）の枕は解決策とはならない。フェザーやダウンを詰めた枕と違って体熱を吸収するし，乗せた頭や首のかたちなりにへこまないからである。

残念なことには，今なお看護師たちにはまるで「レンガの壁のように1つの枕の上にまた枕を積み重ねていく」傾向が目立つ。柔らかい，小さな枕の組み合わせを考案すれば，患者はずっと気持よく，安楽になり，休息できるであろう。

患者の日用品が，自身の手の届くところに，しかも**楽に**手の届くところにあることも，就床患者のニーズの一つである。さもないと患者は，手の長さを無視した場所に置かれ，「自分では何一つ動かすことができない」ような気がすることであろう。ナイチンゲールはここでもまた，自分の書いたことを実践していた。彼女の部屋について書かれているものから私たちは，次のような光景を知るのであ

---

† オックスフォード西方の町ウイトニー（Witney）で最初に織られた。

る。「ベッドの後ろには長い棚があり，書物や書類を置くのに便利で
あった」し，彼女の寝椅子あるいはベッドにはつねに「手紙や書類
がいっぱいに広げられており，必ず手の届くところに鉛筆があっ
た」。

「もし患者が横臥できないのであれば，床上テーブルを使うのが
よい」と彼女は助言した。今日私たちは各種の床上テーブルを手に
しており，患者の食卓用あるいは書きものや読書をするときの用に
立てるのみならず，椅子に移ることのできないような患者の場合に
呼吸困難の苦しみを軽減させるためにも利用する。実際，身体力学
や人間工学といった科学の全容が看護師たちの前に開かれてきた。
その諸理論は，看護師の行う治療的業務に応用できるばかりでな
く，健康を増進させ，疾病や障害を予防するためにも役立っている。
立位，座位，臥位におけるよい姿勢は健康に結びつく。加えて，病
気のときおよび健康時の運動，病人や身体障害のある人の体動の援
助，患者の運搬やエスコートや移動などのいずれをも遂行できるよ
うに現代の看護師は教育されねばならない。

しかし，患者の体動に思い及ぶとき，私たちはいやおうなく現代
の看護師としての最大の怠慢の一つに突き当たる。それはすなわ
ち，褥瘡の予防ということである。私たちが患者の体動とそのケア
についての知識と技術を振り向けるべきはこの目的なのである。褥
瘡の予防に関しては，多数のすぐれた研究がなされているにもかか
わらず，また，その結果と勧告がいろいろあるにもかかわらず，英
国の患者たちにおける褥瘡の発生率は，恥ずかしいかぎりである。
褥瘡予防こそは看護師が最も早急にかつ力を入れて取り組まねばな
らない課題である。

　もしも患者に……褥瘡ができたとすれば，それは一般に彼の病
　気のせいではなく，看護に落ち度があったからである。

「ベッドと寝具」の短い章の最も革新的と思われるアイディアは，ナイチンゲールの次の提案である「もし患者がベッドに寝たきりであれば，このようなベッド枠を **2台** 用意し，それぞれのベッドをマットレス，シーツ，毛布その他で「つくって」おく——患者はそれぞれのベッドで12時間ずつを過ごす。患者と一緒にシーツまで移してはならない」。病室の空床を利用して，具合の悪い患者を，彼がずっと寝ていたベッドから最小限の負担しか与えずにそこへとすばやく移すような私たちの仲間は，この提言の合理性と，そのようにして患者に与えることのできる気持よさとを知る人たちである。これはまた，家庭で病人の世話をしている家族にとっても手軽に実行できる病床管理法である。

　「もちろん，これがまったくできない場合もよくある——これに近いことならできる場合はもっと多い」とナイチンゲールは書いた。続けて，「私が示しているのは，看護の理想，そして私が実際にしてきたことである」とも。ところで，もしナイチンゲールが，空床に患者を移すという一般的ではない理想的方法が現在しばしば実行可能であるのはなぜか，その理由を知ったならば，いったいなんと言うであろうか。病院には時折，しつらえようとすればそうできるのに空いたままのベッドがある。それは，労働者の決起やピケットラインがそのようにさせているのである。

参考文献

1）　Skeet, M.（1975）：Home Nursing, London：Stanley Paul.
2）　Henderson, V. & Nite, G.：*op. cit.*

訳書

2）　前掲書.

IX │ 光

　「病人が新鮮な空気の次に必要とするのは光であること……これ
は病人についての私のすべての経験の絶対的な成果である。そして
彼らが求めるのはただの光ではなく直射日光である」と，ナイチン
ゲールは書いた。現在，保健医療の専門家の誰もがこの発言を文句
なく認めるわけではないであろう。今日では，私たちは太陽につい
て，放散により地表に届く光と熱について，虹のなかに見ることの
できる光の波長について，紫外線や赤外線の波長について，日光療
法や放射線療法について，私たちの機械類の少なくとも一部にとっ
ては動力源となり得る太陽エネルギーについてなど，彼女よりはい
ささか豊かな知識を持っている。

　言うまでもなく，人類はこの世に出現し，進化してきた過程で
ずっと自然放射線にさらされてきた。自然源からのこの被曝は避け
られないものであり，毎日の生活における不変の作用因子の一つで
ある。私たちの毎日の暮らしのなかの放射線は，宇宙線，土，水，
食物，空気などから生じるが，これらによる外的被曝のほかに，血
液中の放射性カリウムのような，自然の内的放射線源もある。

　技術的および科学的進歩の結果として，新しい放射線源がそれら
に加えられた。すなわち，原子力による生産，人工放射性同位元素，
放射線放出機器などであり，一方では，今日，何千キュリーもの放
射性同位元素が空路や海路を経て，あるいは列車や自動車によっ
て，工業や鉱物資源踏査や農業や医療の現場でそれを使う人々のも
とへと運ばれている。

　周知のとおり，放射性同位元素その他の放射線源は，病院で診断

と治療のために使われる。現代の治療はナイチンゲールが考えていたものとは大きく異なっている。先進工業国においては，4人に1人が放射性同位元素に関連する診断検査を体験しており，また，ほとんどすべての人がいつかはX線検査を受ける[1]。

　ある地域の全住民が被曝する放射線総量の37%ほどは宇宙線と地球放射線から，28%は家屋の建築資材から，16%は食物や水および空気から，そして12%が診断目的のX線検査からである。さらに，2%が飛行機旅行によって加わり，また，毎日カラーテレビを見ていることで4%が加わるという。原子力発電所の近くに住む人々はふつうの地域に住む人より0.6%よけいに放射線に被曝する可能性がある[2]。

　自然放射線とは別に，一般にはストロンチウム90の堆積をもたらす核実験が，地球全体の放射線被曝率を著しく上昇させる。被曝量は，実験が行われる以前よりも今なお大幅に高い[†]。公衆衛生がこの方面に関心を抱き続けるのはそのためである。1973年，第25回世界保健会議はあらゆる核兵器実験の禁止を求める決議案を可決し[3]，また，世界保健機関（WHO）アフリカ地域委員会も同様の決議案をその4年後に可決した[4]。

　放射線の平和的利用，特に医療や産業における利用に由来する被曝量は，上昇しつつある。このうちの多くはどうしても必要な被曝ではなく，できれば回避されるべきものなのである。たとえば私たちは，よりよい機械装置の導入，利用基準の改善，不必要な集団スクリーニングの廃止，超音波機器などの他の診断技法の活用により，多くの国でX線診断検査に由来する放射線被曝を少なくすることができると知っている。

[†]　「大気圏内，宇宙空間及び水中における核兵器実験を中止する条約」（部分的核実験禁止条約）が1963年に締結された。本原書が刊行された1980年時点での批准国は109カ国。

これらの問題に対する責任は一般に，現在大方の国に設けられている放射線防御部局にある。この種の部局は，放射線源の発見と査定，放射線防御指針や基準の作成，特定のサービスとその施行機構の設立を含めての，制御と防御手段の導入といった特別の任務を与えられている。このように幅の広い予防策をとるのは，一般公衆の保護のためのときも，放射線の危険をこうむる労働者の保護のためのときも同じであるが，予防策が実際に機能する段階では両者は異なり，それぞれに特殊な防護処置が含まれるはずである。

　放射線や放射性同位元素を実際に使う分野では，放射線源のすべてが完全に把握されており，それらの制御方法が完成されている。放射線被曝量が測定されたりモニターされたりするのである。しかし，私たちの家庭においてはこの制御ができず，つねに自分の被曝量を知っているわけではない。家庭にある放射線源の例としては，建築資材，熱源に使う天然ガス・石炭・石油などの化石性の燃料，水道水から発散する放射性気体のラドン，時計や陶磁器やテレビなどの家庭用品があり，私たちはこれらから放射線を受けている[2]。この種の放射線量を見積もることは放射線をめぐる家庭衛生の仕事の一つであり，国民の不必要な被曝を防ぐための適切な制御ならびに予防の方策としてきわめて重要である。

　軽石や花崗岩などの自然資材でつくられた建物，あるいは鉱滓（スラグ）やリン酸石膏でつくられた建物のなかでは，ガンマ放射線（核反応の間に原子核が発するエネルギー）が正常の地球放射線よりかなり高レベルのことがあり，また，ラドンの量も換気率によっては相当上昇するであろう。

　水道水から放射される自然放射性気体のラドンは，その水を飲むことによって胃腸管を，呼吸することによって肺を被曝させる。調理や暖房に使われる天然ガスは，場合によりラドンの放射源となるが，その他の放射源に比べれば，被曝させる量は大したものではな

い[2]。

　消費財もまた，人々の放射線被曝量をごくわずかではあるが増や
しているので，新たに放射線源となる可能性のある物品を見つけ出
し，制御することが今後の公衆衛生サービスの一課題となるであろ
う。たとえば私たちは，陶磁器が放射性物質を含有し得ることを
知っている。また，原子放射線に関する国際連合科学委員会
（UNSCEAR）と米国の全国放射線防護協議会が，放射線を発する可
能性のある 58 もの消費財をリストアップしていることも記録に価
しよう[2]。

　上述のような少量の放射線が健康に及ぼす影響やそれらが各人に
もたらす直接的危険を過大視すべきではないものの，日常生活にお
いてさまざまの放射線源が発する放射線量の査定は重要である。な
ぜならば，この種の放射線はそこの住民全体の健康に影響を及ぼす
と共に，被曝集団の統計的な発癌可能性を高めさえするからであ
る[2]。

　日常生活のなかの放射線についての研究は，不必要な被曝をいか
にして防ぐかにしかるべき提言をもたらす一助となるであろう。た
とえば，適切な換気装置の導入，暖房や建築の基準の調整などがそ
の予防法の例である。現時点では，技術革新によって増加した自然
放射線や消費財に由来する住民集団被曝総量は，実際に査定はされ
ていないが，これらの放射線源が住民集団被曝量を増やす程度は，
地球全体的に見て比較的些少であるらしい。あらゆる放射線源の制
御における放射線防護部局の業績はめざましく，これは化学公害の
制御と比べた場合に特に顕著である。

　ある一時期，放射線関係労働者および一般住民を対象とするこの
種のサービスの開発のために，基本的ないくつかの国際防護基準が
適用されていたが，現在ではしっかりした国際的システムができあ
がっている。放射線防護国際委員会は，放射線防護基準を勧告する

責任を持つ公認の非政府機関である。その基準をふまえて，国際原子力機関（IAEA），国際労働機関（ILO），世界保健機関（WHO）などの国際的組織が，各種分野での必要な活動への着手についてや，放射線防護部局開設についての各種指針を規定する。指針を要する問題としては，放射性廃棄物の処理，個人の被曝線量計測，予想される放射線関係事故の処理，放射性物質の運搬などがある。これらに関する指針は，一般に各種の放射線源および，工業・農業・医療・原子力産業での就労に由来する被曝障害について各国が行った見積もりをもとに作成される。UNSCEAR は，あらゆる放射線源のもたらす危険を見積もり，人間活動のさまざまな分野におけるその危険のレベルおよびそれら危険の影響可能性を査定して報告する。この報告が公衆の保護が不十分であることを明らかにするならば，放射線防護国際委員会は，そこに示されたデータを使い，委員会がすでに発表している国際基準とその適用についての勧告を改正，増強するであろう。

　本来，WHO には，環境因子に由来する健康危険の防止を保証する責任があり，そうした因子のなかには，電離放射線も含まれる。環境放射能その他の電離放射線源を取り扱う WHO 共同センターから，加盟諸国に対し，必要な情報を提供する仕事は，プログラム化された WHO 活動の一部である。そこにプールされている知識は，誰もがいつでも利用できるものであり，医師や看護師は，人間活動のあらゆる分野における放射線被曝が健康に及ぼすと思われる影響についての情報入手を怠らないようにすべきであろう。それはひいては保護ならびに予防活動の進歩・促進を助成する。

　このように書いてきたが，これらの新知識のどれ一つとして，個々の患者の光の必要に言及したナイチンゲールの賢明なる発言の価値を低からしめるものではない。

　私たちは誰でも，病気であると健康であるとを問わず，太陽の光

の暖かさを見，かつ感じることの好ましい効果を知っており，「太陽は画家であるだけではなく彫刻家でもある」という彼女に賛同するであろう。彼女はその後で，「陽光あるところ思索あり」と引用し，「生理学はすべてこのことを確証している。深い谷間で山の陰になる側にはクレチン病がある。地下の部屋や狭い通りの日に照らされない側には，人類の衰退と虚弱があり，身体と心が同じように衰退していく。生気を失い萎れかかった植物や人間を日光のなかに置いてみなさい。すると，もし手遅れでなければ，それぞれが健康と精気を取り戻すだろう」と断言した。

　言うまでもなく，日光が植物の成長を活発にする効果はよく知られている。植物は太陽のほうを向いて伸びることをもって，また，太陽を奪われたときの弱りようをもって，太陽の必要性を主張している。一方，太陽の強烈な熱と光の被曝は植物を萎れさせ，動物や人間を疲れ果てさせる。日光の持つこのような治癒効果と破壊性は古くから認められており，それは今日でも心に留め置くべきことである。皮膚への紫外線照射は，生体のビタミンD生成にとって不可欠であるし，適当量の日光は創傷の治癒を助成する。しかしもう一方で，日光の過度の被曝は，行きすぎた日焼けを起こさせるうえ，紫外線照射は多くの皮膚癌の原因でもある。雪原や砂漠に眼をさらすことが長時間に及ぶと，重度の眼の損傷が生じる危険がある。そのような環境にあっては，紫外線や赤外線および過度の可視光線を濾光する眼鏡を用いなければならない。

　別の見方をすれば，適当量の光線はものを確かに見るために不可欠であり，自然光線が不十分な場合は屋内外を問わず人工照明が必要である。照明の基準は，それが作り出す明るい場所でなされる仕事なり動作なりの種類によって変わってくる。労働の場では，事故を予防し，疲労を少なくするために，適切な照明が非常に大切である。人間の眼は，昼間の明るい光から闇に近い暗さまでのさまざ

の明るさの度合に適応できる素晴らしい力を持っているが，眼に急速な対応変化を強いる明滅光は，眼精疲労や全身疲労，神経症の原因となる。看護師は以上に加えて，人々は年をとるにつれて明るい照明を必要とするということを忘れないようにしたい。

　病室の照明の問題は，1859年当時のそれに比べて，今日ではおしなべてはるかに複雑なものとなっている。病室でなされるあらゆる行為のために十分な採光がなされねばならず，それら行為には，患者自身のすることの他，看護師，医師，療法士，技師，管理部門職員などの行為も含まれる。十分な採光と言っても，光源から直接の，あるいは光の反射面からのぎらつく光は，患者が不快を感じない程度におさえるべきである。したがって，看護師の目標は，患者に不快なぎらつきを当てないようにして，正しい位置に適切な照明を用意することである。

　概して全体照明は間接光にすべきであり，観察や検査をするための光は遮蔽し，照明を限局させるよう調整すべきである。夜間灯は低い位置を照らすように取り付ける。病室の入口の床面に備えるのが一般に好まれている。病室のドアのところにコントロールスイッチを設け，部屋に入って来る看護師が即座に照らす位置を高く変えられるようにしておくと，非常に便利である。それぞれの病室では，移動可能でコードが伸ばせるようになっている照明器具と共に，固定された照明装置が使えるようにしておく。就床患者の手の届くところに少なくとも1つは点滅スイッチを置く必要がある。照明は，部屋の壁や家具の色に従って変える。これらの物と照明については，部屋の内装計画を立てるときに一括して考慮すべきであり，また，色と照明の問題は，新生児室の照明を黄疸やチアノーゼの早期発見が容易であるように選ぶ際し，特に心していなければならない。

　1859年，ナイチンゲールは，ほとんどすべての患者は窓のほうを

向いて臥している，と観察したところを述べた。それから約80年後，米国の一内科医は，死にゆく人々が，視力が衰えるにつれて光のほうへ顔をめぐらす傾向のあることを指摘した[5]。世紀を越えての観察の一致は，病人を看護するための実際の部屋を思い浮かべてみれば明々白々である。ナイチンゲールは，病室の晴れやかで明るくあるべきことを主張し，病室と寝室の相違を次のように強調した。「太陽が昇った瞬間から沈む瞬間まで患者たちに直接の日の光を可能であれば与えることである」。現代の私たちは，病院の建設計画との関連で，次のような記述に接する。「身体的にまた心理的に……原則として建物はすべての部屋に適切な自然光が入るように設計されるべきである」[6]。

　ナイチンゲールは，その講じたことを実践していない，と言って非難できた人は未だかつて1人もいない。クック（E. T. Cook）によるすぐれた伝記[7]には，彼女が亡くなるまでの最後の45年間の大部分を過ごした2つの部屋をさりげなく描写した箇所がある。それによれば，客間と2階の寝室の2つはいずれも家屋の裏側に位置し，「寝室はいくつもの美しいフランス窓と花のあるバルコニーのついた三日月型の外壁を持っていた。ベッドはそれらの窓とドアに囲まれてあり……部屋にはいつも花があった……壁は白，ブラインドやカーテンは一切なし……部屋じゅうに光と花がいっぱいであった」。

　彼女はまた，「画家であるだけではなく彫刻家でもある太陽」を見る喜びを，誰彼となく分かちたかった。1888年の12月に彼女はこう書いている。「ロンドンのよく晴れた真昼，田舎のたそがれ時ほどの光のあるときに，顔を出している太陽が降り注ぐ光以上に，昔のイタリアの名匠たちが描くところの神々の栄光が放つ光に似た効果を持つものはないであろう。そして私は，貧しい人々がこれを見ているであろうかと思うのである……私は，田舎の子供たちに葉や木々や花々の生態を教えたいと思うのと同じような意味で，ロンド

ンの街中に住むことを運命づけられた子供たちに，こうした現象を
公立学校で教えたいと思う」[7]。

　実際，ナイチンゲールの光についての覚え書きのなかに，現代の
看護師が納得しかねるところはほとんどない。多くの看護師は，自
分の患者たちが「彼らがベッドのなかで身を起こしたり体の向きを
変えたりしなくても……せめて空と日光を見ることができる」のを
喜ぶに違いない。ただ悲しいことには，私たちの超高層建築病院の
多くにあっては，空や日光がそこにあるとしても，患者たちはその
いずれをも見ることができない。しかし，誰もが「病気の手当てを
するにあたっては，気分を引きたてるような明るい部屋で，光が有
効に利用されていることが肝要である」と確信し，現代では自然光
にしろ人工光にしろよい採光が可能であり，それが今でもやはり
「人間の身体ばかりでなく精神や気分にも好ましい影響」[8]を与えて
いることに意を強くするであろう。

参考文献

1）（1979）：The price of progress. World Health（editorial）, June 1979,
　　Geneva：WHO.
2）Komarov, E. I.（1979）：Adiation in daily life. World Health, June 1979,
　　Geneva：WHO.
3）Resolutions of the XXVth World Health Assembly, 1973. Geneva：WHO.
4）（1977）：Proceedings of the Regional Committee, WHO Regional Office
　　for Africa：Brazzaville.
5）Worcester, A. W.（1935）：Care of the Aged, the Dying and the Dead, Vol.
　　1, p.11, Springfield：Thomas.
6）（1967）：Lighting for hospital patients' rooms. PHS Pub., No. 930-D-3,
　　Washington：U. S. Government Printing Office.
7）Cook, E. T.（1914）：The Life of Florence Nightingale, Vol. 11, London：
　　Macmillan.
8）Henderson, V. & Nite, G.：*op. cit.*

訳書

8）前掲書.

X | 部屋と壁の清潔

　患者の部屋と壁というテーマについてのナイチンゲールの覚え書きの多くは，ほこりはらい，つまり，「ドアや窓は閉めきったままで，ほこりを部屋のこちらから舞い上がらせてあちらに移」すだけのことに関連したものであった。彼女はまた，「およそこれまでに考え出された最悪の手段」と言って，病室の床にカーペットを敷くことを非難した。彼女は，「ほこりを取るために毎朝水拭きと空拭きがされている」ならば「ベルリンラッカー仕上げの床」がよいと言った。壁については，つや出し壁紙であればともかく，一般に壁紙を張るという当時の流行を嘆いた。「ふつうの寝室用壁紙は**あるまじき**壁紙である」。彼女は，「現在ある最もよい壁は，油性ペンキのものである」，なぜなら，「この壁は，付着した動物の残骸も洗い落とすことができる」からだと思っていた。そしてここでもまた，彼女はお得意のテーマの一つを自在にする機会を逃さず，「清潔でなければ，換気の効果は十分には得られない。換気をしなければ，完全な清潔を得られない」と言っている。さて，私たちは現在，患者にこの両方を不足なく与えているであろうか。

　環境は，生物的なもの，すなわち，植物，動物，昆虫，鳥類，微生物その他生命あるものすべてと，これらすべての生物がそのなかで機能する物理的環境，それはすなわち，日光，酸素，炭酸ガス，有機化合物その他の植物が成長のために必要とする栄養物から成り立つもの，によって構成されている。この2種類の構成要素がある生態系をつくっているのである。生態系とは，ある地域に生きるすべての生物と，その地域内の生命連鎖を支える無機質とを一括した

系を意味する[1]。現在私たちは，2種類の環境構成要素の微妙なバランスと不安定な相互依存性とに，非常に神経を尖らせている。いわゆる総合環境の第三の構成要素は，行動に関するものである。人間の場合，経済，法律，政治，宗教の各システムに加えて，社会的相互作用や習慣が，これに含まれる。そのうえで，時間と空間の次元内において，生物および無生物の活動が行われているのである。

　今日では，看護師はじつにさまざまな状況ないし環境下で看護をしているが[2]，どこのどんなところで働くにしろ，また，自分の患者が家庭にいようと病院にいようと，ヘルスセンター，クリニック，農村診療所，ホスピス，収容所あるいは刑務所のどれにいようと，看護師がつねに考慮しなければならない環境保健上のいくつかの事柄がある。

　それは，ある教科書[2]によれば次の事柄である。

(a) 時間的，空間的に最適の環境構成。

(b) 日中は自然採光が可能であり，日光が不十分な場合は適切な人工照明のあること。

(c) 正常な人体機能を助成するような大気の温度と湿度。

(d) 汗を蒸発させ，かつ皮膚内の血管運動を助成するに十分な，また，ある程度のほこり，有害化学物質，病原菌を空気から取り除くに十分なほどの気流。

(e) 人間の耐えられる範囲内の大気圧。

(f) 汚染されていない，健康によい食物と水。

(g) あらゆる表面，および各人が手を触れそうな家具調度の適度の清潔。

　自分の看護する患者それぞれのためにこれらの事柄を確保するには，現代の看護師は他職種の人々と密接にかかわりつつ働かねばならない。看護師に，衛生学者，建築家あるいはハウスキーパーそのものたれと示唆するわけではないが，看護師は，自分の共働者たち

の仕事について，彼らの貢献を，分別をもって活用できるほどには，また，「もしもその患者の幸せがどうしてもそれを必要とするならば……それら他分野のどれであっても役割を果たせる程度には」[2]知識を持っていなければならない。

たとえば開発途上国にあっては，看護師は母親たちに，家族を護るための必要十分な住まいの整え方を教えもする。半永久的な家屋を建てるのに手を貸し，ひび割れしないような，泥あるいは牛馬の糞を使った壁の作り方を実演して見せもする。ネズミやシロアリなどの害を受けないような食糧貯蔵の方法を説明したり，草や葉を使ってほうきやブラシなどの家庭用品を即席でつくることを指導したりもするであろう。石鹸をつくったり，泥塗りの床に土とDDTを混ぜたものを埋め込んだりすることも，病原体を持つ蚊の潜む暗い食器棚に風を通すことも，粉末除虫剤などを部屋や壁に効果的に，しかも安全に噴霧することも引き受ける。

あるいはまた，非常時救護活動に際しては，それが感染症発生時であれ，戦時であれ，地震や洪水のあとであれ，看護師は衛生法を教え，かつ用いると同時に，臨時の収容所を即席にしつらえ，そこの清潔と換気を保持するように避難者たちを動かしていかなければならないことが間々ある。

一般の病院では，看護師は病院原病の予防対策を支える基本的原則を知っていなければならない。一方，ある種の病院や特殊病棟では，看護師は好中球減少症患者を保護する方法についての知識を持っていなければならない。骨髄移植が行われるようになってからというもの，隔離や保護的環境というものがきわめて重要になっている。王立マールスデン病院には，好中球減少症ではなくても持続的化学療法や輸血を受けるために入院する患者のための逆隔離病棟がある。保護隔離に代わる方法の一つがプラスチックテント，すなわち「生命安全圏」である。これは，患者と汚染者との間に完全な

物理的障壁を作り出す。職員が日課的な作業を行うに際しては，その隔離装置の壁面に取り付けられている「宇宙服」のなかに入る[3]。

　科学の面についてはこのくらいにするとしよう。ところで，患者の部屋の美的側面も，ナイチンゲールの時代以来，引き続き注目されてきた。病院などの施設における絵画の価値はかねてから認められており，現在では，患者は絵画ライブラリーから1日中眺めていたい絵を選び出すこともできる。ロンドンのある教育病院には手描きの壁画があるが，これはその病院に古くからあったものを改築に際して新設計の建物に移し替え，修復したのである[4]。田園生活と耕作の光景を多色タイルで壁面に描き，病院をおよそそれらしくない建物にして見せているのがインドのマイソール[†1]宮殿と，カナダのトロント大学である。その他，一連の治療や検査を受けるために，長い，たいくつな時間を過ごさねばならない患者向けに，天井画や天井写真を設けた病院もある。

　今日，老人ホームの多くは，入居する人たちに，絵画や写真のみならず，いくつかの家具その他，気に入りの品物を持ってくるようにすすめる。こうした品々は，老人に単なる楽しみを与えるだけでなく，慣れ親しんだ環境を捨てて入居してきた彼らの精神的な混乱を少なくする効果をもたらすことが認められているのである。

　上述のような進歩の数々がナイチンゲールを喜ばすのは確かであろう。私たちは彼女がその寝室に「ローレンス卿（Sir John Lawrence）[†2]の肖像画，エジプトの日没を描いた水彩画，1つ，2つの贈り物」を置いていたこと，しかし「最も大切にしていた2つのものは『セヴァストーポリ[†3]要塞』と遺書のなかで呼んでいる遠景の色

---

†1　インド南部の都市。
†2　1811-1879。英国のインド行政官，インド総督としてナイチンゲールに教えを乞い，彼女の信頼を得て衛生改善に寄与した。
†3　クリミア戦争における最後の攻防戦が行われた戦闘地。クリミア半島南端西側。

刷りリトグラフと，ベッドの真正面に掲げてあった，やはり色刷り
リトグラフの聖句『安心しなさい。私だ。恐れることはない』[†4]」で
あった。聞くところによれば，彼女の応接間の壁は「システィナ礼
拝堂の天井画[†5]の素晴らしい版画と写真のいくつか」で飾られてい
た。その応接間と，控えの間と，そして食堂には，「多数の書架があ
り，そのほとんどが青書（政府報告書）でいっぱいであった」。

　多くの身体障害のある人々にとって意義深い変化のあった，移行
期とでも呼ぶべき時期は，1970 年代であった，とここ数年のうちに
明らかにされるのではないであろうか。この時期に，じつに多くの
身体障害者が病院などの施設や収容所から各自のアパートや家へと
居を移したのであった。モリス〔Alf Morris〕の「慢性疾患患者およ
び身体障害者法案」が 1970 年に議会を通過したことが，その後に
起こったいろいろの現象の引き金になったのは確かである。この法
律は，身体障害のある人々は日常生活のあらゆる領域に参加する手
段と機会を与えられるべきであるとうたうと同時に，彼らに適した
住居を普及させる必要性を強調している。1974 年，生活行動がしや
すい住宅についての住宅開発庁長官の臨時特別調書 2/74 が発表さ
れ，上記の考え方は実行に移された。

　身体障害者のための必要条件が間違いなく確保されるように見守
るという訪問作業療法士の役割が重視されてきているが，一方で，
地域看護師もそうした査定を行い，障害のある人々の住宅の基準が
いっそう適切で改善されたものになるよう発言できることが大切で
ある。

　換気については，すでに言われていることに付け加える必要はほ
とんどあるまい。現在の一般的な病棟で働く看護師には，自分の看
護している患者の環境の空気や温度をコントロールする力はほとん

†4　マタイによる福音書第 14 章 27 節。
†5　V章の訳者註[†1]を参照。

どあるいはまったくない。産業保健に従事する看護師には例外的に
この方面での責任が期待されるかもしれないが，新築の諸病院で
は，窓という窓は二重ガラスでおおわれ，空気調節と暖房の機械が
中央管理のもとにすさまじい勢いで運転されている。とは言え，も
し看護師が今でもこの問題に関してなんらかの影響力を示せる立場
にあるならば，必ず行動を起こすべきである。病院で看護するとき
だけでなく，工場で，店舗で，事務所あるいは家庭でそれのできる
機会があるのではなかろうか。

　1859年以来，病院の床および床面は著しく変わった。多くの病院
に残る古い石の床までもが，さまざまな材料を使った合成床張り材
の進出を許し，したがって，その清掃法も，ナイチンゲールが看護
師たちに，病室の床をいつ洗ったらよいかは外科医に尋ねるよう指
導した時代とは大いに変容した。現在，私たちの病院の多くでは，
清掃契約会社の従業員の一団が，巨大な掃除機，床洗浄ならびに磨
き機をフル回転させている。しばしばこの労働者の一団が，広域に
及ぶ患者の生活の場全体の全面清掃の責任を負い，直接の監督を受
けることはほとんどないものの，看護師ではない管理者の権限のも
とに置かれている。

　しかしながら，看護師が，患者の部屋は看護師がきれいにするの
が彼にとっていちばんよい，と判断する機会は，まだまだ残ってい
るはずである。掃除という仕事を自分の威厳にかかわる仕事，非専
門的で恥ずべき仕事と思っている看護師は，看護師の名に価せず，
また，いかなる労働組合もこの仕事をする権利を看護師に認めない
というようなことはないであろう。

参考文献

1）（1961）：Webster's New Collegiate Dictionary, Massachusetts：Mertiam.
2）Henderson, V. & Nite, G.：*op. cit.*
3）Tiffany, R. ed.（1978）：Cancer Nursing, London：Faber & Faber.
4）（1979）：*Nursing Times*, 75（3）, September 13.
5）Cook, E. T.（1914）：The Life of Florence Nightingale, Vol. 11, London：Macmillan.

訳書

2）前掲書.

XI 身体の清潔

　ナイチンゲールはこう書いた。「ほとんどすべての病気において，皮膚のはたらきは多少なりとも不調になり，多くの非常に重大な病気の場合，排泄はそのほとんどが皮膚を通して行われる。……看護師は皆この事実を常に念頭に置くべきである。なぜならば，もし看護師が病人の身体を洗わないでいたり……しておくと……健康のための自然の作用を妨害しているのだ。皮膚から毒を入れることは，口から毒を入れることと同じに確実である——ただその作用が遅いだけである」。この100年後，私たちは次の一文を読む。「身体を清潔にする習慣は，衛生的な生活の必要条件のうちでも第一にあげるべきものであり，そうした習慣としては，皮膚，爪，口腔，毛髪，衣服の毎日の手当て，およびある状況下にあっては眼や鼻の毎日の手当てがある」[1]。

　きちんとした身づくろいは健康感を助成し，それに欠けていると，多くの文化にあって士気が乏しいと見なされる。このことは動物の世界にも通用するのであって，健康状態のよい動物は，種々さまざまな方法で自らの身体を清潔に保っている。身体の清潔の重要性について記述した最古の文書は，3,500年以上も昔のものであり，当時のエジプトの著述家が，皮膚の健康のための化粧品や手入れ法をパピルスにいろいろと書いた。魅力的な皮膚と手入れの行き届いた髪を保つことは，いつの時代にも変わらず重視されてきた[1]。しかしながら，興味のあるむきもあると思うが，英国で石鹸が製造されるようになったのは1641年のことである。1950年，ローゼンタール（T. Rosenthal）は，公衆衛生との関係で身体の清潔を論じ，

「あまたの病気と死の予防に単独で功きわめて大であった物品としては，石鹸の右に出るものはない」と言った[2]。ナイチンゲールも，石鹸を使ってごく簡単な実験をした。「石鹸を使わずに水で洗った場合，石鹸を使って水で洗った場合，そして石鹸を使って熱い湯で洗った場合の水の汚れを比べなさい」。しかし，彼女はすぐ続けて，いずれにせよ，汚れを取り除くのはこすることであると示唆している。「熱い湯を入れたコップの上にあなたの手を1〜2分間かざすと，指でこするだけで汚れあるいは皮膚の垢をぼろぼろ落とすことができるであろう」。

　保健医療職者は，研究ということに積極的に取り組まねばならない。先入観や紋切り型の思考や大ざっぱなやり方は，いずれも研究とは相反するものである。研究を実施する能力や機会は，一部の少数の人にしか与えられないであろうが，研究の必要性を理解する分別は，すべての看護職者が頭のなかのどこかに持っていなければならない。

　ナイチンゲールがその看護および看護師への影響力のゆえに高名であることは，看護師たちにとってまことに幸いである。いろいろな学問分野や職業が，「彼女は自分たちの仲間の一人である」と主張して不思議はない。社会学者，経済学者，数学者，統計学者，調査研究者のいずれもがそう言って当然であろう。じつに多くの事柄に関して，ナイチンゲールはパイオニアであるが，病院運営に研究を応用することにかけてもそうであった。病院に対する彼女の基本的な考え方を記述したもののなかにある，人口統計の分析のいくつかは，今日見られるその方面の進歩の先鋒と言えよう[3]。そして間違いなく，彼女の性向の一つであった探究心の強さが，看護研究にはいつも大いに必要なのである。

　体系的な知識に根源を持たない専門職業は自己矛盾であり，現実的なものとは言えず，むしろ捏造物である，とかねがね言われてき

た。このことはどの専門職業にとってもと同様, 看護にもあてはまるのであるが, さまざまな研究を行い, その結果を, 社会的行動を起こす際のてことして, あるいは看護実践の基盤として駆使したナイチンゲールの力を認め, 彼女のようにしようと努力する看護師は, ごく最近までほとんどいなかった。

　ヘンダーソンが指摘しているように, 今日では看護師は, 物理学者, 化学者, 微生物学者, 生理学者, 心理学者, 人類学者, 社会学者, 法律家, 経済学者などの学問分野に関連する治療法や予防法を, 新たに考え出したり指示したりする[1]。たとえば看護師は, 意識のない患者の口腔をどのようにして清潔に保つか, 褥瘡をいかにして予防するか, その昏睡患者が経口的に安全にものを食べられるところまで回復しているかどうか, を判断する立場にある。看護師は黙り込んでいる人が話し出すようにしむけ, 興奮状態にあったり不安に陥っていたりする人が気に病んでいることを口に出せるように持って行く方法を創始する。医師がなにかの処置を指示する場合でさえ, 看護師は物品を選び, 治療目的が達成されるように患者がその処置を行うのを援助する。医師は, 経静脈的な栄養法や与薬を処方し, しばしば開始もするものの, その安全と効果的な投与を継続的に保持するのは看護師である。治療処置を指示し, 開始し, 遂行するうえで, 看護師が主たる役割を果たそうと, ささいな役割を果たそうと, 看護師には自分たちのすることと, それをどのように行うかを, 研究を通して確認し, 理論的に説明づける専門家としての責任がある。

　1859 年以来このかた, 看護研究は, たびたび強調点を変えながら, むらのある発達をしてきた。ナイチンゲール自身の研究は, 政府にヘルスサービスを改めさせようとして, 罹病率や死亡率などのデータを使った。米国では, 20 世紀に入ってから, ごく少数の看護師が, 教育や社会経済に関しての定期的な全国調査に参与した。戦

時には，特定の看護手順をいっそう有効なものにするための研究が数多く計画された。無菌法や感染予防に関連した研究がそれである。第二次世界大戦の後半期と 1950 年代には，看護師の役割と機能についての調査研究がなされ[5]，また，看護ニーズや看護資源についての研究が行われた。1960 年代には患者─看護師関係というテーマが強調されたが，1970 年代にはそれが看護業務の有効度強化ないし改善を目途とした研究へと変わっていった。現在，英国では，看護研究はこれまでになく強く優先視されており，なかでも看護ケアそのもの，あるいは国民保健サービス（NHS）の一局面としての看護を評価することに焦点があてられている。一般には，看護理論の発達，看護ケアの質の査定，看護過程の開発に最大の関心が向けられている。ノースウィック・パーク病院臨床研究センターの看護業務研究室長は，疼痛の管理に関係して次のように示唆した。「私たちの技術を向上させる鍵は，必ずしも長大な手順一覧をつくることではなく，すでに手にしている手順をより知的に使いこなせるように私たちの理解を深めることであるのは，今や明白なはずである」[6]。「目の粗いタオルをもって，その一端をごく熱い湯……に浸す。そしてそのタオルを指で皮膚に擦り込むつもりでこすりなさい。出てくる黒い垢は，あなたがどんなにたくさんの石鹸と水を使っていても，まだ清潔ではなかったことをあなたに納得させるだろう」とナイチンゲールが看護師たちに説くとき，その念頭にあったのは，たぶんこのことである。

　『看護覚え書き』の「身体の清潔」の章は，そのかなりの部分が患者の皮膚をきれいにすることに割かれている。しかしながら，身体を洗うことや清拭は，多くの場合，補助職員あるいは患者自身に任されてきた仕事でもある。ギリシャ人たちと同様に，ナイチンゲールは自然の持っている癒す力を支えるものとして，清潔，新鮮な空気，適切な食物，休息，睡眠，運動（これについてはギリシャ人ほ

ど強調していないが！）を信奉していた。現代の人，イリッチ（本書「本当の看護とそうでない看護」を参照）と同じように，彼女は自然への医師の干渉に懸念を抱き，彼女の時代の医師も看護師も健康というものの基本をまったく知らないと考えていた。彼女は医師や看護師がなにも増して病気に関心を向けること，それに比べて人々が好ましい健康状態を獲得し，保持するのを助けることには無関心であることを非難した。「よい看護を構成する真の要素は，病人についてと同様に，健康人についても少しも理解されていない」。私たちは今再び同じところに立っている。そこで，健康を広めるためのプライマリー・ヘルスケアというアプローチの主要な作戦は，次のようである。

・自分たちのためのヘルスサービスを決定するにあたり，そこの住民が参加する。

・病院ケアとプライマリー・ケアとのバランスを取り戻す。

・医療の持つ神秘性を除去し，医療を平易にする（特に，予防医学の面において）。

・一般の人々が使えるようなごく簡単な，あるいは中程度の技術を開発する。

・生命の質を高めるために医療をよりよく活用できるよう研究する（受益者とサービス提供者の両者が参加して）。

看護は，どのようなヘルスシステムにとっても不可欠な構成要素であり，かつほとんどのヘルスサービスの土台を支える力であるため，保健分野における上述のような作戦の変化は，看護職員に大きく影響してくるであろう。同様に，ヘルスワーカーのなかの一大戦力であるこの看護は，地域社会それ自体と同じく，もしもその力を結集させることができ，かつ動機づけられるならば，それぞれの国のすべての人々のための健康向上に多大の貢献ができるはずである。

これはウーダム-スミス（C. Woodham-Smith）の解釈と一致して

いると思う。彼女は，ナイチンゲールは看護を「人々が生きるのを助けること」であると見なし，患者を家族および地域社会の一員と，また，看護を看護師の市民としての義務および信仰の表明と考えていた，と書いている[7]。

　ナイチンゲールはまた，明らかに，身体の清潔を心の清潔とほとんど一体に考えていた。

参考文献

1) Henderson, V. & Nite, G.：*op. cit.*
2) Rosenthal, T. (1950)：Personal cleanliness：a basic problem in hygiene and public health. *Medical Times*, 78：497.
3) Brotherston, J. H. F. (1960)：The nurse in hospital and community research：Learning to investigate nursing problems. Report of an International Study on RCN, London：ICN
4) Merton, R. K. (1958)：Issues in the growth of a profession. Proceedings of the 41st Convention of the A. N. A., New York：Atlantic City A. N. A.
5) Ramsden, G. A. (1963‒1969)：The role and function of the newly‒qualified nurse. The role and function of the staff nurse. The role and function of the midwife. The role and function of the enrolled nurse. Dan Mason Nursing Research Committee, NFNMC, London.
6) Crow, R. (1979)：The nature of pain. Nursing 1st series, Part 1（April），Oxford：Medical Education（International）.
7) Woodham‒Smith, C. (1950)：Florence Nightingale 1820‒1910, London：Constable.

訳書

1) 前掲書.
7) セシル・ウーダム‒スミス（武山満智子，小南吉彦訳）（1981）：フロレンス・ナイチンゲールの生涯，現代社.

XII 希望や助言を気楽に言う

　「『希望や助言を気楽に言う』とはおかしな見出しに見えるかもしれない」とナイチンゲールは書き，「しかし私は実際，病人が耐え忍ばねばならないものとして，彼らの友人たちが言うどうしようもない安易な希望ほど苦痛なものは他にないと思う。……病人のすべての友人，見舞客および付添人に，私は真剣に訴える。病人の危険な状態を軽く見なしたり，彼らの回復の見込みを誇張することによって病人を『元気づけ』ようとする習慣はやめてほしい」と続けた。ここでもまた，ナイチンゲールは自分の実際の体験に基づいて語っており，重い病気をしたことのある人であればおそらく誰もが彼女の言うことに賛同するのではなかろうか。

　ナイチンゲールは，「実際のところ患者は，これらの悪気はないがうんざりさせられる友人たちによっては少しも『元気づけられる』ことはない。それどころか，患者は気を滅入らせ疲れ果ててしまう」と私たちに教え，「病人があなたと楽しそうに話して1時間を**過ごしたあとで**，その病人の様子を見に，もう一度戻ってみなさい。患者の本当の状態を知るには，これが私たちが知っている最もよい試し方である」と看護師に助言するのである。最近のある研究の結果も，これにどこか似かよっている[1]。なぜそれがいちばんよい試し方なのであろうか。

　ヘンダーソンが，患者の「仕事と遊び」について書いたなかで，その答えを出していると思われる[2]。「理想を言えば，面会の頻度や時間は，面会がその患者に及ぼす影響を見たうえできめるべきである」と，彼女は言うのである。私たちの病院が現在大幅に取り入れ

ている面会の自由や面会時間の延長は，一部の患者が言い立てる見舞客ゆえの平安妨害の主要な原因になっているのかもしれない。患者からはいろいろな声が出ているが，ほんの少しを引用すれば実態がわかろうというものである。

「いったいに，騒音の多さは我慢できないくらいです。問題は，見舞客の来ていない患者にとって静かな場所がないことです」。

「今は面会時間が長くなっていますが，私にはこれがたいそうこたえます」。

「午後2時から8時まで病室にいる見舞客たちがあまりにも騒々しく，また，その時間があまりにも長すぎまして……患者は逃げ出すわけにもいきません」。

「病院にやって来る人々のなかには，そこにいるのは病人であるということをわきまえない人がいます。まるで市場にでもいるかのように行ったり来たりするのですから」。

1人の患者に同時に面会を許される見舞客の数の多さに強い反感を抱いているという意見もいくつかあった。

「あまり多くの見舞客が来て，非常に疲れてしまったことがあります。隣のベッドの人のところへ8人やって来たときには，じつにまいりました」。

「今週，1人の患者のところへ15人の見舞客が来て，面会時間が終わってから30分も残っていたのを見ました」。

一部の患者はこのような事態が起こる責任を，率直に病院当局に負わせている。

「病院が見舞客は2人までと決めているなら，それをあくまでも守り通すべきです」。

「結局，病院はただ『面会は，患者1人につき一度に2人まで。これを厳守してください』と印刷したパンフレットをつくってそれでよしとしているのです」[1]。

子供が病院へ面会に来ることは，いささか入り組んだ喜びを患者にもたらすらしい。何人かの患者は，勝手気ままにさせられている子供たちが走り回り，きゃっきゃと騒ぐさまがうるさいと書いている。その病院に対して感謝の気持を持っていることが明らかなある老人は，「孫に会えるのは素晴らしい。だが，あの子たちがあちこち走り回るのを許すべきではない」と書いた。

　「年少の子供たちは，彼らが来ることになっている日，つまり日曜日に来ないで毎日やって来る」と不満を述べた患者もいる[1]。もちろん，ナイチンゲールもこのことを，あるいは，これに似たことを言っている。「幼い子供は，甘やかされていなければ，そして**共に過ごす時間があまり長くなければ**，だいたいにおいて病人の流儀に驚くほどよく適応するだろう」と。

　看護職員は，患者のためを考えてつくられた面会規則が守られるのを保証する責任を持つ。また，その規則が患者のためのものであることを請け合う。面会が病人を消耗させるのは，音の問題だけではない。「もてなすこと」，つまり，友人同士を引き合わせたり，会話に気持を集中したりすること，身体の向きを変えて相対すること，痛みのあることや急いで便器がほしいことなどを見舞客に知られないように装うこと，家族のなかの問題や，時には不和などをも話題にすること……この他にもまだまだある。「自分自身の心配事に心を奪われていて，病人のために記憶や想像力をはたらかせる努力をまったくしない見舞客をあなたが病室に案内しようとしたときに，病人が彼自身の想像力と記憶を駆使して会話をしなければならない，という場面がなんと多いことか」と，ナイチンゲールは言っている。

　彼女はまた，見舞客に対する特別の注意をいくつか列挙した。「患者が寝ているベッドには，寄りかかったり腰を掛けてはならない，不必要にそれを揺すってもいけない，あるいはただ触れてもいけな

いと覚えておくべきである」と言い，「患者が用事があって話しかけてきているのに立ったままでいたりそわそわしていたりする友人，あるいは座り込んでくどくど話をする友人，前者は患者に話をさせまいという考えからであり，後者は患者を楽しませようという考えからそうするのだが——どちらの友人にしても等しく思いやりのないことである」と警告している。

彼女は，そのようなときには椅子に掛けて，急いでいる気配は決して見せず，助言が求められて**いる**場合は相手の話をよく聞いて十分に考えてあげること，そしてその話題が終わったらすぐにその場を離れること，と主張している。大多数の患者は，患者から見えるところに腰掛けて，患者が言ったことや答えたことや要求したことを忘れずに覚えておくことが重要であると言う彼女に同感であろう。伝言や頼み事をくり返さなければならないのは，健康なときでも腹立たしいのであるから，他者に全面的に依存していることですでに心をくじかれている病人の場合は，その腹立たしさは何倍ものことであろう。

ナイチンゲールの助言の多くは，見舞客にばかりでなく看護師にもあてはまるのは言うまでもない。たとえば，「病人には，背後から，あるいは部屋の入口とか病人から離れたところから，あるいは彼がなにかをしているときには決して話しかけてはならない」とあるが，現代の病院ではこの指示がなんとしばしば無視されていることか！　患者の暮らしについての調査研究を見ると，なにかしているのを中途妨害される場面が枚挙にいとまがないほど出てくるのであるが，ナイチンゲールは，「長年にわたっていつも行為を中断させられてきて，ついには知性を混乱させられてしまわなかった人たちをついぞ知らない」と言っている。昨今は，私たちの患者の多くが早々と退院するが，この意味でもそのほうがよいに違いない！

気の合った同士の交わりはもちろん気晴らしのもとになるが，こ

れは往々にして病人の1日に最も不足しているものである。ヘルス
ワーカー各人に素質として備わる治療価値ということがしばしば取
り沙汰され，また，私たちの多くは患者が自分の医師や看護師のこ
とをこんなふうに言うのを聞いている。「あの人の顔を見るととたん
んに元気が出てきますよ」。患者のそばに座り込んで話を交わすの
は，職業看護師のすることではないと看護師たちが教えられた時代
を通り抜けて，今や私たちは，相手を思いやり，心からの関心を寄
せる友は，時によっては患者が他のなによりも必要とするものであ
ると知っている。

　一方，看護師，つまり，ペアース（Evelyn Pearce）が呼ぶところ
の病棟の女主人と患者の側には，見舞客を歓迎し居心地よくさせる
よう心がける義務がある。女主人としてのナイチンゲールについ
て，また，彼女を訪ねて来る看護師にとってのサウス街†の楽しみ
について，彼女の教え子の一人は，こんなふうに語った。「彼女はあ
らゆる種類の物質的な安楽を提供して私たちをくつろがせ，元気を
回復させるように，そのうえ楽しませ，気分を晴れやかにさせるよ
うにいつも気を配った……楽しい気分のときでも沈んでいるときで
も，歓迎の明るいほほえみがそこにあった……当然のことながら私
たちは彼女にその日にしたことを説明した。彼女は熱心にその話題
に身を入れた……彼女は誰の話すことにも虚心に耳を傾け，正しい
と思ったことをどしどし口に出した……彼女は熱狂的ではあった
が，幻想のとりこではなかった」[3]。

　大多数の病院患者が見舞客を，往々にしてあまりにも多すぎる見
舞客を迎えているのに反して，英国の老人ホームを訪れる人々が少
数である事実は，現代の関心をひく現象の一つである。実際，孤独
を感じている高齢者は，施設のなかに多く見られるらしい[4]。これ

　　　　† 　ナイチンゲールは，ロンドンの中心街に近いサウス10番地に1865
年以降，終生住んだ。

はおそらく，施設の住人には未亡人や単身者が多いからであろう。

　およそ孤独の問題は，特に老人の場合のそれは，起こるべくして起こる問題であり，また，緊急の解決を必要とする。ある人々にとっては，独り住まいは晩年における願ったりの当然事であるが，1人分離することがすなわち孤独を意味することになるような人々にとっては，独居は破滅に通じ得る。しかし，自分の家に住む人々および施設に収容されている人々の多くは「自由訪問」を受けることもできる。この利用価値あるものがめったに活用されないでいるが，老人からはしばしばじつにたくさんの興味深い話を引き出すことができるのである。長年にわたってため込まれてきた経験や知識や記憶は，言わば宝庫を作り上げており，その中身は未開拓のまま置かれている場合が多い。

　今後の10年は，75歳以上の人々に関してきわめて重大な時期となる。そして，20世紀末までには，英国の人口の1%余が85歳以上の人々となるであろう[5]。これらの人々は，ヘルスサービスや社会福祉サービスを多大に使うと予想される。現時点での予防とケアが，そのときが来た際の治療の計画よりも優先されるべきである。より詳しい年齢，性別の登録を完備することで，巡回保健員や訪問看護師は，数々の理由があるなかでも特に独居や孤独の悪影響ゆえに短期や長期のケアを必要とする老人や，特別の監視を要するハイリスクの老人を見分けられるようになるであろう。

　そうしたケアないし監視のために施設や地域で働く多くの看護師は，老人の家族が分担する役割について悲観的な見解を持つ傾向がある。高齢者についての人々の考え方には3つあるとかねて言われている。最も一般的なそれは，「昔は事情が違っており」，家族は自分たちの責任を一生懸命に果たすのが常であったというものである（実際は，この想定の事実上の証拠はほとんどない）[4]。2つ目は，「解放状態」という考え方で，つまり老人は彼らなりにやっていくた

めに独りにしておいてもらいたいのであるという意味である。そして3つ目は，シャーナス（E. Shanas）らが引用しているような，現代社会においては，両親との密接なきずなは子供の発達を妨害する可能性があるとする考え方である。第二と第三の主張は共に誤った考えであるという報告がある[6]。

　アイザクス（B. Isaacs）は，グラスゴーにある彼の老人医療施設へ老人たちが入所した理由を調査した[7]。すると，彼らの1/3は治療に関する楽観的な考えを抱いて，1/3は基本的なケアを求めて，残る1/3は家族の大変な負担を軽くするために入って来たことがわかった。第二のグループの老人（食物，保温，清潔，安全などについての基本的なケアが不足している）の多くには，家族がなかった。一方，家族への負担が重いゆえに入所して来た老人たちには，見当識の混乱や失禁，衰弱が生じてから長年にわたり家族に看護されてきた者が多かった。家族が自分たちの役割を果たさないという証拠はなかった。実際はその逆であった。

　これからの看護にとって最大の課題の一つが老人のケアであろう。私たちは，老人の家族が病院その他の施設へ重荷を降ろすのを非難するのではなく，家族のなかに積もり積もっていくストレスや緊張を予防するための計画に今や頭をめぐらさねばならない。昼間だけ介護を引き受けるサービス，夜間預かりサービス，老人本人とそのケアをする人両方を訪問して基本的なケアを提供するボランティア援助の活用などは，地域看護師の優先業務に含まれるべきである。

　老人たちは，ボランティアの人々を「寄付金集めを手伝う」あるいは「毛布その他の物品」を持って来てくれる人と思っているということであるが，これは役に立つ情報である[8]。理想的には，ボランティアの人々が開始し，続行する活動は，その地域ないし個人のニーズに刺激されるべきであり，また，それらのニーズの変化に即

応しなければならない。そのようにしてはじめて，ボランティアの援助は個別的で実用的なもの，つまり，よき隣人がする手伝いになるのである。

「長期にわたっての訪問予定表」が看護師たちにとってきまりきった退屈な仕事である必要はない。これまでにも実際的で興味あるアイディアがいろいろ考え出されている。定期的な訪問をすれば，高齢の患者たちの生活について，また，彼ら自身がヘルスサービスや福祉サービスに求めていること，期待していることについて，それなりにたくさん知ることができる。これまで興味のある人生を生きてきた，そしてそれのできた人々は幸福で，周囲の社会に完全に溶け込んだ存在である確率が高い。彼らの人生観は非常に感動的であり，その上首尾な生き様には，深く感銘を受ける[9]。看護師は，患者と家族を訪問することによって，他の人たちにもそうするよう促すことによって，専門家としての責任ばかりでなく市民としての責任も負うようになるであろう。なんとならば，ナイチンゲールが書いたように，「病人にとっては事の重要性の軽重はないという点で子供と似ているとはよく言い得ている。そこで，見舞いに行くあなたのなすべきことは，彼らが正しい比較ができるようにすること——すなわち，世のなかの人がどんなことをしているかを彼らに知らせることである。それがなければ彼らはどうしてそれがわかるだろうか。……あなたは彼らにゴシップではなくまじめな関心を与えることができなければならない」。その報酬として，しばしば私たちも病人のほうから，まじめな関心を喚起されるような事柄をあまた聞かされるのである。

参考文献

1) Hinks, D. (1974)：The most cruel absence of care. King's Fund Project Paper, No. 3, King Edward VII's Hospital Fund for London.
2) Henderson, V. & Nite, G.：*op. cit.*
3) Cook, E. T. (1914)：The Life of Florence Nightingale, Vol. 11, London：Macmillan.
4) Thurmott, P. (1978)：Isolation and loneliness. The Elderly：A Challenge to Nursing. London：Nursing Times.
5) Central Statistical Office (1976)：*Social Trends*, No. 7, London：HMSO.
6) Shanas, E., Townsend, P. *et al.* (1968)：Old People in Three Industrial Societies, London：Routledge & Kegan Paul.
7) Isaacs, B. (1971)：*British Medical Journal*, 4：282-286.
8) Hardie, M. (1978)：Understanding Ageing：Facing Common Family Problems (Teach Yourself Books), London：Hodder & Stoughton.
9) Williams, I. (1979)：The Care of the Elderly in the Community, London：Croom Helm.

訳書

2) 前掲書.

XIII 病人の観察

　ナイチンゲールが『看護覚え書き』において他のどの章よりも多くのページをこのテーマに振り向けたことは，意味深長である。彼女はこの章のいたるところで，「看護師に教えることのできる最も重要で実際的な知恵，それは，なにを観察したらよいか——どのように観察したらよいか——どのような症状が状態の改善を示すものか——……どのようなことが怠慢を示す証拠——またそれはどんな種類の怠慢か——を教えることである。これらすべてのことが，あらゆる看護師の訓練の一部，それも不可欠の一部となるべきである」ことを強調した。ここには，観察をめぐる3つの主要事項が明確に打ち出されている。第一は，病人を看護するときの私たち自身の感覚の重要性である。第二は，看護師は自らの感覚が教えてくれることどもに関して探究する精神を発達させる必要があること，そして第三は，総じて看護を学ぶ学生のカリキュラムについての，直接的な勧告である。120年後の現在，私たちはこの忠告にどれほど従ってきているであろうか。

　カプラン（A. Kaplan）は観察を，「注意と先見とをもって実行される計画的な探究」と説明した[1]。言うまでもなく，科学における観察を日常生活における受け身のそれと区別するものは，計画的な熟慮とコントロールである。健康関係の科学の場合，観察の目的は，より進んだ段階の疑問，調査，問題形成，適切な介入ないし治療を導くであろうような情報，およびこれらの各段階の評価へとつながるであろうような情報を入手することである。看護においては，カプランの言うところの「科学者のヒューマニティが研究テーマにも

振り向けられる」[1]。ゆえに真の観察を「抽出」することが時に困難である。

聞くこと，見ること，感じ取ること，触れること，嗅ぐことによって患者について知る能力は，看護師だけが持つものではない。医師，療法士，臨床心理専門家，ソーシャルワーカーその他，患者ケアを行う誰もがこの能力を身につけているべきである。それぞれの保健医療職に結びつけた上記各行為の定義が「保健関係法律の国際要録」[2-5]のなかに明確に述べられている。世界保健機関（WHO）が年に4回発行するこの出版物には，特定のヘルスワーカーのための実践技術と教育プログラムが載っている。次々と発表されるこの冊子は，医師，看護師，医療補助者，療法士の職能の継続的な再調整を明示するものである。看護業務をつかさどる法規は専門職看護を，それがいっそう複雑な領域へと拡大するのを容認できるような一般的表現で定義する（この点に関してであるが，看護師がスクリーニング技法を行うという発想は，じつは新しいものではないのである。公衆衛生看護師は，1912年の時点ですでに，エリス島[†1]にやって来る移民の身体検査を実施していた[6]）。

観察する能力を身につけたうえでなされる看護師の観察の活用法は，いくつかある。第一に，看護師は，自分の看護ケアが絶えず変化する患者のニーズに応じるようにつねに調整するための手引きとして，観察を必要とする。もしも当初の看護計画に変更ないし修正がなされるべきであるならば，なんらかの判断もここで求められる。ナイチンゲールはもちろんこのことを認めていた。「さらに，長い間不治の病に苦しんでいる者にとってなにが最も負担になっているかと言えば，自分は1カ月前あるいは1年前にこれこれのことができたのに今はできなくなったということを看護師に知らせるため

---

†1　北米，ニューヨーク湾にある島。1891～1954年，ここに移民検疫所があった。

に，時折言葉で記録しておく必要があることである。こうしなければ看護師はそれがわからないのだ。こういうことを看護師が自分から気づかないとしたら，なんのためにそこにいるのだろうか」。

ごく最近になって，看護師の観察機能は，次の3つのはたらきを含む過程と考えられると言われ出した。

① 観察：患者が見せる徴候や症状の確認。

② 推測：患者の状態および患者の看護ニーズについて判断を下すこと。

③ 意思決定：患者のために最もよいと思われる，為すべき行為を決定すること[7]。

つまり，観察機能は看護過程の最初の2段階を記述するために使うことができるのである。

看護師による観察のもう一つの活用法は，診断，経過予想，治療を行う際の根拠とするものである。この目的のためには，看護師は自分の観察したことを職場の同僚である医師に対し，正確，明瞭，簡潔に伝達することができねばならない。

ナイチンゲールは，「病人の観察」の章で，「本当によい看護師たちが，彼らが受け持っている患者の本当の危険な状態を医師に納得させられないために意気消沈し，『医師が患者の傍にいるとき』は，患者は実際よりも『はるかによく』あるいは『はるかに悪く』のどちらかに『見える』ことに憤慨しているのを私はしばしば見てきた」，そして，「彼らの失望も無理からぬことだが，それも元を質せばだいたいが，その看護師が自分の意見のよりどころとした事実を医師に明確かつ手短に示してみせる力を持っていないため……である」と続けた。ヘンダーソンもまた，よい報告ということを切に願っている。「患者をとりまく医療スタッフのなかでも，看護師はつねに患者の最も近くにいる。それゆえに書面および口頭ともに，看護師の観察と報告がすぐれたものであることがきわめて重要である」[6]。

キプリング（Rudyard Kipling）[†2]の著作に出てくるかの「6人の正直な下男たち」[8)]のことはどうであろうか。看護師たちは看護職を発展させるためのデータを収集するにあたり，長年にわたって彼らをどのように活用してきたであろうか。ナイチンゲールの時代には，彼らを使うにあたっての一つの障害として迷信があった。「悪い観察者はほとんど皆，迷信を信じる」「ほとんどすべての迷信は観察が悪かったことによる。すなわち，『これのあとにある，したがって，このゆえにある』とする前後即因果の虚偽のためである」と彼女は断言した。今日では，偏見や先入観はしばしば非難される。ジャッジ（R. D. Judge）とザイディーマ（G. D. Zuidema）は，『健康診断・臨床診察のための生理学的アプローチ』において，この2つを不正確な観察の主な原因（およびそれらを克服する手段）のリストに含めている。

「不正確な観察の3大原因が，(a) 見落とし，(b) 失念，(c) 偏見である。見落としは，観察方法に習熟することと，観察事項を筋道の立った，一連の小単位に『細分する』（『　』は著者による）ことによって最小限度になる。失念は，当座のメモをとっておくことによって……また，できるだけ早くにその情報を所定の記録用紙に転記することによって最小限度になる。偏見をなくすことは，言わば人一生の課題である。偏見は，それがいかにしてゆがむかを理解することにより弱まるかもしれない。くり返し自己分析することにより……偏見を抱く傾向をできるだけ少なくすることが可能かもしれない。しかし……あなたは自分の先入観にとらわれるであろう。われわれは皆，そうである」[9)]。

もう一つの障害は，技術の基準ということに関連がある。本書に

---

†2　1865-1936。ボンベイ（現・ムンバイ）生まれの英国の詩人，小説家。インドを背景にした小説とインド駐屯英国軍の軍隊生活をうたった詩集で知られる。代表作に，『ジャングル・ブック』。

序文を寄せてくれたマックファーレン（J. K. McFarlane）は，1970年に，看護ケアについての2カ年研究に参加し，次のように論評した。「運動性の技術のための基準は明確に述べることができるが，観察や判断の技術およびそれらの結果を一人一人の患者に応用する技術についてはそれができない」[10]。

　「どのような症状が状態の改善を示すものか――どのようなことが（看護師の）怠慢を示す証拠か――またそれはどんな種類の怠慢か」については，ナイチンゲールその人によるクリミア戦争時の「前後の統計」[†3]以来このかた，看護の質を測る試みが続けられてきた。1902年に発表されたヒッチコック（J. Hitchcock）の，米国における肺炎の500事例についての報告は，この病気についてではなく，むしろ，病院で行われる看護ケアと訪問看護師の行う看護ケアの効果についての比較報告書であった[11]。1950年，ライター（F. Reiter）とカーコッシュ（M. Kakosh）は，看護ケアの12の構成要素を取り出して示し，その一つ一つを具体的な言葉で定義した。これらをもとにして一種の観察指針がつくられ，量的に評価できると思われる6つの質的分類項が規準として定義された[12]。その5年後，アイデロッチ（M. Aydelotte）は，ケアを測る規準として，皮膚の状態（ナイチンゲールがいたら，賛成したに違いない！），精神的な姿勢，運動性を用いた長期にわたる研究に着手した[13]。1964年には，心筋梗塞の入院患者についての4年間連続調査研究が報告された。この研究は，この種の患者に対して行うケアを評価するにあたって利用できる「計測尺度」を明らかにした[14]。

---

†3　クリミア戦争の最初の7カ月間の軍隊内での死亡率は，病気によるものだけで年60％にも及んだが，最後の6カ月間の病気による死亡率は，本国の健康な近衛隊のそれとほぼ等しく，また，本国駐在の全部隊における死亡率のわずか2/3になった（セシル・ウーダム-スミス（武山満智子，小南吉彦訳）（1981）：フロレンス・ナイチンゲールの生涯，現代社，p.405）。

伝統的な（分析的な度合の低い）タイプの看護の患者にもたらす
効果と，計画的な（分析的な度合の高い）プロセスの看護のそれと
を比較するためにも，数多くの試みがなされてきた[15]。看護ケアの
質を監視する方法論が開発されたのは，メディカス・システム会社
と連携した，ラッシュ・プレスビテリアンの聖ルカメディカルセン
ターにおいてである。結果の評価ということが大いに強調され，研
究者たちは，看護のプロセスとその結果との関係は，患者のタイプ
が違えば違ってくるであろうと示唆した[16]。スミス（D. M. Smith）
は，「看護実践は，直接的によりは間接的に測定されるべきである」
こと，および看護の質は患者の問題やニーズについての看護師のア
セスメントと管理の「科学的公正」を規準にして測定され得ること
を提議した[17]。ランバーツェン（E. Lambersten）は，看護ケア計画
に関連して看護ケアを評価するための６つの規準を示し[18]，一方，
ハリソン（D. Harrison）は，患者の状態を測定し，かつ看護の効果
を評価するために電子装置を用いる研究を企画した[6]。

　ナイチンゲールは，クリミアの野戦病院において看護ケアが兵士
たちを回復させる効果を統計的に示した。カールソン（R. J. Carl-
son）は，医療の影響力を論じたなかで，「ケアの質の判定は患者に
対して実際にケアがもたらした結果とは関係なく……なされてい
る」と言っているが，この一般論の２つの例外のうちの一つとして，
ナイチンゲールの名をあげている[19]。ウーダム-スミス(C. Woodham-
Smith)がその著書『フロレンス・ナイチンゲールの生涯』で私た
ちに教えてくれたように，「一つ一つの設計図は非常に力を入れて
検討され，細部に及んで手直しされた」し，また，「フロレンスは統
計を小説よりもはるかに気を引き立ててくれると思っていた……。
たとえどんなに消耗しているときでも……長く続く数字の列を見る
ことが彼女を完全に生きかえらせた」[20]のであった。コウフ（E. W.
Kopf）は彼女を，「一定の知識をしかるべき位置に収める天賦の才

能を持った情熱の統計家」と呼んだ[21]。

　ナイチンゲールがこの天賦の才と関心とを看護に用いたことによって，私たちは末永く彼女に恩を受けるのであるが，もし現在彼女がいたら，看護師たちにこれまで以上に繁く，かついっそう精力的に彼女の例にならってほしいと思うであろう。「病院はもちろんのこと，大きな病棟での毎日の管理──人にとっての生と死の法則とはなにか，そして病棟の健康の法則とはなにかについての知識（病棟が健康であるか不健康であるかは，主として看護師にその知識があるか無知であるかによる）──は，他のどの技でもそうであるように，経験と細心の探究による学習を必要とする非常に重要で困難な事柄ではないのか」。ナイチンゲールは，看護サービスの管理によりも健康をめぐる諸問題の研究にはるかに多くの年月を費やしたにもかかわらず，前者のゆえに高名であるのは皮肉なことである。彼女は，英国政府にその軍と植民地のヘルスサービスを変革させた統計の大家であった。と言うのも，彼女は現行の実務についての事実をきわめて完全かつ効果的に収集，報告，解釈した結果，現状を転換させる利を示すことができたからである。しかしながら英国には最近にいたるまで，ナイチンゲールの探究する能力，探究の結果を，社会活動を起こすための手段として，あるいは看護実践の基盤の一つとして使う能力に劣るまいと努力する看護師はほとんどいなかった。

　シンプソン（H. M. Simpson）は，英国の看護師たちに，「近代看護はフロレンス・ナイチンゲールの行った研究にその端を発する。彼女の成し遂げた改革は，細部にいたる調査研究にしっかりと支えられていた」[22]ことを思い起こさせた。しかしながら幸いにも私たちは，ごく少数のパイオニア研究者に質の点で恵まれてきた。これまでのところでは，看護は「萌芽的な知識総体」[23]を持っているにすぎないものの，多大なハンディキャップがあったにもかかわらず，

1950年代に最初の研究ならびに調査を企てたラムズダン（Gertrude Ramsden）とノートン（Doreen Norton）の時代以来，多くを達成してきた。一握りの看護師，「研究討議集会」と称して各人の家へ月1回，それも内々に集まるというささやかな出発に始まる英国看護師協会の研究学会のその後の発展にはめざましいものがある。それ以来，英国では数多くのプロジェクト，調査，研究，実地踏査が行われ，保健・社会保障省と英国看護師協会が共にその多くにかかわっている。英国看護師協会は，研究担当の役員1人と研究チームとを持ち，研究双書を出版しており，最近では『看護における研究倫理』と題する小冊子を発行した。保健・社会保障省には，研究について責任を持つ首席看護官がおり，同省はロンドン大学チェルシー・カレッジの看護教育研究のための学科課程，および臨床看護研究合同委員会を発足させた。1979年には，ノースウィック・パーク病院臨床研究センターに看護業務研究の部門が開設された。スコットランド家庭・保健省は，重度脳卒中リハビリテーションや老人患者への在宅ケアの試みなどの特別プロジェクトに資金を供給しつつある。政府が後援するエジンバラ大学の看護研究センターは，研究，研究のための教育，情報の収集と普及の3領域を主要業務内容とする。センター長のハキー（Lisbeth Hockey）は，褥瘡とその経費上の問題についての大規模な調査研究を含む彼女自身の研究プロジェクトをも進めている。アルトシュール（Annie Altschul）は，看護の教授として，大学の教師陣に対し，教えるだけでなく研究をするようにと励ましているが，残念ながらこれは往々にして困難である。しかしながら，彼女の部下の一人は，授乳についての比較行動学の見地からの長期研究を行ったし，もう一人は，現に手術創のケアを研究中である。北部アイルランドおよびウェールズでは，現在，研究への関心が高まりつつあり，その価値が認められて，研究日数が要求により増えている。「6人の正直な下男たち」が再び「東

や西へ送られ」つつあるのである。

　「病人の観察」に関する記述のなかでナイチンゲールが指摘した第三の主要なポイントは，最近オランダで開かれたヨーロッパの研究者看護師たちのカンファレンスでレリーン（Sylvia Lelean）も取り上げていることである。彼女はすべての看護師が看護研究に関する基礎的教育を受けることを望み，すべての看護師は研究報告を読み，かつ評価できねばならず，**同時に**それら研究結果に照らして自らの実践を検討するように教育されていなければならないと考えている[24]。看護研究についての情報を普及させることに関連した重要な進歩の一つが，保健省による看護研究インデックス（INR）の作成である。これは，その種の情報をより容易に手に入れられるようにしたかった看護師たちの要求に応じるものであった。ささやかな，そして当初の何年間かは遅々とした歩みにはじまり，多大の進歩が遂げられたのである。今日では，研究成果をあげることは一人一人の看護師の経験（訓練でなければ）の一部であるらしいばかりか，独学や自己能力開発が促されている傾向も認められる。このいずれもが，ナイチンゲールをいたく喜ばせることであろう。1872年に彼女は次のように書いているからである。「看護する者である私たちにとって，私たちの看護は，私たちが年ごと，月ごと，週ごとに進歩を遂げていないかぎりは退歩しているに違いないような仕事です。私たちは，経験を積めば積むほど進歩できるのです」，「結局，私たちの訓練が私たちのためにできることは，どのように自分自身を訓練するかを教えることにつきるのです」[25]。

　最後に，スタッフ中心に働き，時間で仕事を測り，調査形式の研究をするよりも，看護の将来に多くを約束してくれる，患者中心，目標設定，変化要因制御そして実験研究を志向する方向性で私たちが進んでいる今，私たちはなんのために観察するかという視点を決して見失ってはならない。「それは種々雑多な情報や興味を引く事

実をかき集めるためではなく，生命を救い，健康と安楽とを増すた
めである。この注意は無用のように思えるかもしれないが，まった
く驚くべきことに，じつに多くの男たち（女にもあることだが）が，
科学的な目的しか頭にないかのごとくふるまう，あるいは，病人の
身体は薬を詰め込む貯蔵庫にすぎず，外科の病気は病人が付添人に
特別の情報を提供するために起こした興味を引く症状であるかのご
とくふるまうのである」。ここでまた，ナイチンゲールの言葉が現代
の私たちの身にしみるのである。

参考文献

1) Kaplan, A. (1964)：The Conduct of Inquiry, San Francisco：Chandler.
2) World Health Organization（1952-1953)：Nursing：A Survey of Recent Legislation, 4, pp.463-497, Geneva：WHO.
3) World Health Organization（1954)：Midwives：A Survey of Recent Legislation, 5, pp.433-480, Geneva：WHO.
4) World Health Organization（1966)：Auxiliary Personnel in Nursing, 17, pp.198-229, Geneva：WHO.
5) World Health Organization（1968)：Medical, Dental and Pharmaceutical Auxiliaries, 19, pp.4-129, Geneva：WHO.
6) Henderson, V. & Nite, G. (1978)：*op. cit.*
7) Kelly, K. (1966)：Clinical inference in nursing：A nurse's viewpoint. *Nursing Research*, 15：23.
8) Kipling, R.：The Elephant Child.
9) Judge, R. D. & Zuidema, G. D. eds. (1968)：Physical Diagnosis：A Physiological Approach, to the Clinical Examination, Boston：Little, Brown.
10) McFarlane, J. K. (1970)：Study of nursing care：the first two years of a research project. *International Nursing Review*, 17：102.
11) Hitchcock, J. (1902)：Five hundred cases of pneumonia. *American Journal of Nursing*, 3：169.
12) Reiter, F. & Kakosh, M. E. (1963)：Quality of nursing care. A Report of a Field Study to Establish Criteria 1950-54, New York：Institute of Research and Studies in Nursing Education, Columbia University.
13) Aydelotte, M. K. & Tener, M. E. (1960)：An Investigation of the Relation between Nursing Activity and Patient Welfare, State University of Iowa, Utilization Project, Iowa City.

14) Nite, G. & Willis, F. (1964)：The Coronary Patient, Hospital Care and Rehabilitation, New York：Macmillan.
15) Orlando, I. J. (1961)：The Dynamic Nurse, Patient Relationship：Function, Process and Principles, New York：Putnam.
16) Houssmann, R. K., Dieter *et al.* (1976)：Monitoring quality of nursing：Part Ⅱ. Assessment and Study of Gov-relates, Maryland：U. S. Department of Health, Education and Welfare, Public Health Service.
17) Smith, D. M. (1964)：Myth and method in nursing practice. *American Journal of Nursing*, 64：68.
18) Lambersten, E. (1965)：Evaluating the quality of nursing care. *Hospitals*, 39：61.
19) Carlson, R. J. (1966)：The End of Medicine, New York：Wiley.
20) Woodham-Smith, C.：*op. cit.*
21) Kopf, E. W.：Florence Nightingale as a statistician. American Statistical Association Quarterly Pub. NS 13.
22) Simpson, H. M.：Research in nursing：the first steps—The Nursing Mirror Lecture, Edinburgh University. *Nursing Mirror*, 132：22-27.
23) Smith, J. P. (1976)：Sociology and Nursing, Edinburgh：Churchill Livingstone.
24) (1979)：Nursing Standard, No. 120, London：Royal College of Nursing.
25) Nightingale, F. (1914)：Florence Nightingale to Her Nurses, New York：Macmillan.

訳書

6) 前掲書.
15) I. J. オーランド（稲田八重子訳）（1964）：看護の探究—ダイナミックな人間関係をもとにした方法，メヂカルフレンド社.
20) 前掲書.
25) 湯槇ます，他訳（1977）：書簡 1，2. 新訳・ナイチンゲール書簡集，現代社.

結　論

　ナイチンゲールは，『看護覚え書き』の最後の章に数多くのテーマを盛り込んでいるが，女性の「権利」についての脚註を別にすると，ここで取り上げている主要なテーマは4つある。きわめて興味深いその4つのテーマとは，看護の専門分化，子供のヘルスケア，病棟での訓練と病院管理，無謀な「与薬」である。

　衛生看護や内外科看護へのナイチンゲールの言及をもとにして「看護の専門分化」を確認しようとするのは，大変な飛躍と言われてもしかたがないかもしれない。なぜならば，今日では看護の専門分化ということはさまざまな方向から解釈できるからである。看護師は彼らの果たす機能や彼らが保持する地位に従ってグループ分けされる。また，彼らが機能する場によっても，あるいは，彼らが業務に就いている臨床領域によってもグループ分けされる。ナイチンゲールが書いたことに現在，幾分か直接に関連するのは，この3番目の分類であろう。つまり，彼女の言う「衛生」看護は，「地区」看護ないし「コミュニティ」看護である。今日では，この他に数多くの臨床専門がある。精神科看護は，精神病看護と神経病看護に分けられ，一方にまた，これらと若干異なる領域として，精神遅滞看護がある。母子ケアは助産業務と密接につながっており，一方，内外科看護はしばしばより細かい単位，婦人科，泌尿器科，整形外科，耳鼻咽喉科，眼科，小児科，老人科，胸部科，心臓血管科などに分けられる。看護師はまた，皮膚疾患，心臓病，呼吸器疾患，神経系疾患，悪性疾患などをそれぞれ専門とすることができる。私たちのなかには，ストーマケア看護師，腎臓透析看護師，集中ケア看護師，

人工装具看護師などもいる。英国臨床看護研究合同委員会は，その
プログラムに卒後教育コースを増やし続けているが，いくつかの国
では，医学と並行してのいっそうの専門分化が進みつつあるようで
ある。フンメル（Hummel）がこの結論に到達せざるを得なかった
のは，「ヘルスケア・システムは，医学の専門分化を中心にして造り
上げられており，患者は自らの健康問題をそれらの境界のどこかに
あてはめる」からであると伝えられている[1]。また，医学に並行し
た専門分化は，ナーススペシャリストのヘルスケア・システムへの
統合を促すと同時に，看護と医療と一般公衆との間のコミュニケー
ションをも助長するであろうと言われている[2]。

　保健医療職員を養成する教育センターが増えるにつれて，今後は
共通の教育プログラムが盛んになるであろう。ベールシェヴァ（イ
スラエル）の保健科学大学におけるパイオニア的プログラムおよび
その他の類似のプログラムはまだ評価の時機にいたっていないが，
一部の教育学者は，学際的流動に向けての次なる段階は，たとえば，
産科医と助産師，精神科医と精神科看護師，あるいはまた，小児科
医と小児科看護師の教育プログラムにそれぞれ共通のコアを設ける
ことであると考えている[3]。

　リパード（V. Lippard）は，医学教育史を著したなかで次のように
看取している。「各種保健医療専門職者の役割とそれらの役割間の
相互関係もまた変化しつつある。そうした傾向のもたらした結果の
一つとして，区分組織としての医学部教授会はやがて存在しなくな
り，ある関連範囲の教育背景と関心とを持つヘルスワーカーの教育
にかかわる，より間口の広い教授会へと吸収されていくのではなか
ろうか。学問分野間の境界がはっきりしなくなるにつれて，また，
学際的な教育指導が普及するにつれて，伝統的な学部組織の存在は
脅かされる」[4]。

　次に，子供の問題へ移ろう。「最近発表されたすぐれた論文『乳児

期および幼児期における突然死に関する講義』からの以下の引用は，子供たちへの注意深い看護の重要性を示している。『乳児あるいは幼児が突然の死に襲われる大半において，それは事故である。それは，その子が罹患しているなんらかの病気の必然的な避け得ない結果ではない』」と，ナイチンゲールは書いた。国際児童年であった1979年，私たちは，子供の消耗症やクワシオコールを見たばかりでなく，ここ英国内において，巡回保健員や地区看護師が警戒しなければならない「寝ている赤ん坊の突然死」という「事故」や，事故ではない子供の傷害を耳にした。他にも，私たちの心をかき乱すデータがある。1974年にイングランドとウェールズでは，12カ月以下の子供1,404人が呼吸器疾患で，444人が腸炎で死亡した[5]。英国における生後1年以内の死亡は，言うところの氷山の一角である。その何倍もの子供が病気になるが回復し，その一部は早期の疾患の爪跡を持ち続ける。たとえば，英国ならびにヨーロッパでの調査はいずれも，成人の慢性気管支炎のうちの少なからざる数が幼児の再発性呼吸器疾患に起源を有していることを示した[6]。保健経済庁は，英国経済における慢性気管支炎に費やされる金額は年に5億ポンドを超えると推定している[7]。これらの数字は，子供の呼吸器疾患や腸炎の治療に関する英国の病院の力量を非難するものではない。法廷委員会は，「月齢12カ月以下の子供の呼吸器疾患による死亡1,400例の半数近くは家庭で起こる」と発表したのである[8]。また別の報告には，病院で死亡する多数の乳児は，入院時に瀕死状態であって24時間以内に死亡する[9]，とある。

　1867年，ナイチンゲールは，キングス・カレッジ病院の産科病棟の高死亡率に注目し，4年後に『産院覚え書序説』を出版した[10]。このなかで彼女は，統計による証拠をあげて，多くの産科病棟や産院は感染症病院のようなものであることを指摘し，産科病棟を病院の他の部分から隔離することと，極度の清潔の重要性を実証し，ま

た，衛生的な産院のための模範的な規則，設計，内部仕様を提示した[11]。この本の後半は，『看護覚え書き』を産科領域へと押し広げたものであった。彼女は，助産看護師の訓練学校の重要性を主張し，その種の施設の理想的なあり方を記述し，「教育のある女性の職業としての助産」のために弁じたのであった。「愛するシスターの皆さん」に宛てたある手紙で，彼女は，「女性にとって，『医師』，つまり女医になること以上のよい仕事がある」[†1]と書いた。

しかし，彼女が訓練を求めたのは，助産師のためばかりではない。「病院はもちろんのこと，大きな病棟での毎日の管理は……，他のどの技もそうであるように，経験と細心の探究による学習を必要とする非常に重要で困難な事柄ではないのか。それらは，恋に破れたレィディに霊感で浮かんでくるものでもなければ，生活のためにあくせく働かねばならない貧民救済員の人たちに浮かんでくるものでもない」。英国では，「ロンドンに対するエドワード7世の病院基金」が師長協会その他の団体に1940年代に設けたパイオニア的教育コースが拡大し，英国看護師協会の事業に管理教育プログラムが含められるようになり，現在では英国中のヘルスセンター[†2]に，あらゆるレベルの管理者看護師のための管理学習コースが設けられている。

ここ数年，病棟管理のコースにも病院管理のコースにも，男子の学生が入ってきているが，これは，ナイチンゲールの次のような要望が暗に意味している事態が変化したからである。「私は私の姉妹たちに，今，いたるところに広まっているわけのわからない2種類

---

†1　薄井坦子，小玉香津子訳（1984）：産院覚え書．綜合看護，19（2）．
†2　英国の国民保健サービス（NSH）のなかで，地方自治体が設けているサービスの拠点。当初はその地方の中心的病院がこれにあてられた。ここを基盤に，一般医サービス，看護，助産，学校保健サービスなどが行われる。

の言い分に耳を貸さないでほしいと心から願う……。その一つは，女性の「権利」に関してであり，医学その他の職業を含めて男のすることはすべて女もすべきだと主張するもので，それも，単にそれを男がしているという理由からそう言うだけで……，もう一つは，男のすることは一切女はしないようにと主張するもので，それも，単に女だからという理由からそう言うだけで，女は『女としての義務を思い起こすべき』……だからなのだ」。彼女は続けて，「女がこれをできたのが素晴らしいからと言って，そのためにそれがよくなるものはない。……こういうわけのわからない話にとり合うことはない。心を素直にひたむきにして，神の仕事へのあなたの道を邁進しなさい」と言うのである。

　このことから，ナイチンゲールは女性解放運動を支持したであろうと決して言いきれるわけではないが，婦人参政権についての彼女の意見が記された資料がある。彼女は「婦人参政権のための国民協会」が 1867 年に設立されたとき，それに加わるよう要請したミル（J. S. Mill）への手紙で，「女性が参政権を持つべきであることを私以上に確信できる人はいないと思います。女性にとって 1 人の人間であることは，非常に重要です」と書いた。しかし，次のように続けた。「あなたがたが女性の参政権を獲得するまでにまだ何年もかかるでしょう。そしてその間にも，参政権がないこと以上に女性をひどく圧迫する悪弊がいくつもあるのです。……私は，目下非常に深く関心を寄せているある問題，つまりインドの衛生事業について，もう一言，挟まずにはいられません」。しかしながら彼女は，1 年後にその国民協会に加入した。1871 年には，協会の総務委員会にもその名が連ねられ，さらに 7 年後には，女性解放という問題についての自分の意見表明を，出版のために送付した[11]。

　彼女はその主張にあたり，女性は「人間」であるべきことを痛感し，こう書いた。「もしそうでなければ……そのことはその女性の夫

にまでも計り知れないほどの被害を及ぼします。そしてその被害
は，夫たる男性が才気あふれる男性で，妻たる女性も才気あふれる
女性である場合に最大となります」[11]（私たちはここで，チェスター
フィールド卿（Lord Chesterfield）[†3]が子息に寄せた手紙の一文，「も
し可能であれば，他の人々より賢くあれ。しかし，そうであること
を彼らに知られてはならない」を思い起こす）。この文章は，ナイチ
ンゲールが，自身は結婚しなかったものの，結婚した友人たちの生
活につきもののある種の難事を感じ取っていたことを明示してい
る。看護師は，結婚カウンセリングの訓練をある程度受けるべきで
あるとする最近の勧告を，彼女はいったいどう思うであろうか[12]。
あるいは，ロンドンの女子看護職者の一部に，黒帯の柔道教師から
護身術を習う気を起こさせた当今の社会情況については，まったく
のところ彼女はどう思うであろうか[13]。

　やはり女性に関することであるが，彼女が言及した「素人の女性
による無謀な与薬」は，現今の開発途上国における無謀な薬物消費，
および無資格小売店主への見境のない薬物売り込みの問題のかたち
である程度存続している。英国が保健予算の 8.9% を薬物に使用し
ていた 3 年前のその年に，タンザニアは 22%，ザンビアは 40%，
バングラデシュとタイは 55% 以上[14]を使い，しかもこれらの国の疾
病構造にはほとんどあるいはまったく変化が見られなかった。しば
しば間違った薬が，間違った薬用量で，その使用に適さない人々に
与えられたのである。現在，世界保健機関（WHO）は，加盟国の
政府を通して，第三世界の各国のヘルスシステムに，有効で安全な
薬物と，伝統的医療および在来の治療者や助産師を組み入れようと
努力中である。

　ナイチンゲールが，看護がそうなることを望んだ「高給の職業」

---

†3　1694-1773。英国の政治家。息子に処世訓を説いた著名な書簡文
"Letters" がある。

について言えば，私たちは『看護覚え書き』の出版後20年経っても
なお深刻な問題がいくつもあったことを承知している。1879年の
「パンチ」誌[†4]のある号[15)]には，ガイ病院[†5]の看護監督が出した「（当
寄付財団の）男女の使用人各人は，採用にあたり，患者や患者の身
内から心付けを受け取ることをはっきりと禁じられる」という声明
に結びつけた「病院チップ」についての記事がある。看護師の給与
は彼らのための教育改革と同様，近年何度も浮き沈みをくり返し，
現在では看護職は，遺憾ながら現代思潮を支配している，経済的な
生産力がすなわちその人の値打ちという価値観に巻き込まれている。

　長い間待たれていた看護師・助産師・巡回保健員法が成立した
（1979年）今こそは，ナイチンゲールにとって，自ら受けた見事な
一般教育とそれを活用するすべを知っていることとが，いかに有利
にはたらいたかを考察する好機である。リーダーシップのための必
須条件の一つとして彼女が認めた教育の価値は，彼女が自分の学校
を発足させた際に終始強調された。時に彼女は，「ふつうの」見習生
と「レィディの」見習生の両方を持つのは「スノビズム」であると
言って責められてきた。しかし彼女はその区別を次のように説明し
ている。「確かに，教育のある者のほうが監督の地位に登りやすいで
しょうが，それは彼らがレィディであるからではなく，教育がある
からなのです」。

　ナイチンゲールの教育に関する信念のもう一つの側面は，彼女自
身が看護を学ぶときにとらざるを得なかった方法に由来していた。
どの分野のパイオニアもそうであるように，彼女も必然的に自己訓
練と自省で学んだ。思うだに奇妙ではあるが，あらゆる看護教育シ
ステム（そしてブリッグズ・レポート）が結局のところはその人か

---

† 4　1841年創刊の，英国の漫画入り週刊誌。
† 5　トーマス・ガイ（Thomas Gay）が1721年にロンドンに開設した
　　篤志病院。

ら引き出されているその本人，つまり近代看護の始祖ナイチンゲールは，看護師としての一定期間の訓練を一度も受けたことがなかった。彼女が若い頃の英国ではそれは不可能であったし，カイゼルスベルト学園（ドイツ）で彼女が過ごしたのはほんの3カ月で，それも全部が全部，看護することを学ぶのに使われた時間ではなかった。彼女はパリの慈善修道女会のもとで働きはじめたのであったが，この貴重な経験は病気[†6]のために短期に終わってしまった。したがって，彼女は苦労多い方法，つまり，絶えず観察し，病院を訪れたときには覚え書きを記し，入手できた病院その他施設の報告書の類を検討するといった方法，看護師および看護についての知識を獲得しなければならなかったし，同じ方法でそれらの知識はどのようにして教えられるべきかについての計画を編み出さなければならなかった。

　本式に訓練を受ける機会を持たなかったことを彼女が残念に思っていたのは，何年もあとに彼女がナイチンゲール看護学校の見習生たちに宛てた書簡から明らかである。「もし私が自由に出歩けるほど健康を回復できるなら，私はもう一度やり直すつもりです。あなたがたの立派なマトロンがとりしきる聖トマス病院で1年間の訓練を受けましょう……私は日々，これ新たに学ぶでしょうし，また，過去の経験があるぶんだけ多く学びとるに違いありません」[†7]。

　彼女は看護の知識のほとんどすべてを，誰の指導もなしに，勤勉な独学によって身につけねばならず，そのことが彼女をして，一人一人の看護師は結局のところ，自分自身の訓練に責任を持つべきであると主張せしめた，というのが事実であったろう。間違いなく，

---

†6　1853年6月，看護の仕事に就くために同修道会の修道院へ入ったが，2週間後に麻疹に罹り，ロンドンに帰った。
†7　1872年5月付けの書簡。F. ナイチンゲール（薄井坦子，他編訳）(1977)：ナイチンゲール著作集第3巻，現代社所収。

ナイチンゲールは生徒たちに一方的に教え込むのはよくないと思っていた。そして，もしもある生徒が，提供された訓練から自分の力によって最大の利益を引き出す努力ができないとしたら，その生徒は決して本当によい看護師にならないであろうと断言した。この点はくり返し何度も強調されている。「なぜならば，結局のところ，およそ訓練なるものが私たちにしてくれることは，どのように自分を訓練するか，どのように自分で観察するか，どのように自分で物事を考え抜くかを教えることにつきるのです」[†8]。教えること，調べること，試験すること，勉強の監督などに事欠かない現代にあって，この個人的努力の必要性を唱道する声は，一考の価値がある。

　ナイチンゲールの教育理論の３つ目のポイントは，しばしば見逃されているものであるが，次の短い，むだのない文章に言いつくされている。「よい看護師になるためには，よい女性でなければなりません。そうでなければ，その人はたとえ看護師になっても，まったくのところ，リンリンと鳴る鐘であるにすぎないのです」[†9]。1860年の時点では，この言説は今日ほどには自明のことではなかったはずである。ギャンプ夫人やプリグ夫人を描いたディケンズ（Charles Dickens）にある程度の詩的許容を与えるにせよ，彼自身が1844年に，プリグ夫人は「病院看護師の一般的な見本」であると言ったのであるから，この夫人たちのような人物が何人かは実在したと私たちは思わざるを得ない。

　他人がどう思おうと，ナイチンゲールにとっては「善良」ということが絶対の必要条件であった。根本にこれが備わっていなければ，いかなる女性も，どんなに長期間訓練されたところで，最良の看護師になる可能性はないのであった。看護師たちに対してばかりでなく，患者たちに対しての師長の影響力をも彼女はくり返し強調

---

†8　1873年5月23日付けの書簡。
†9　1872年5月付けの書簡。

し，この影響力は師長が模範的な人格の持ち主でない限り発揮され得ないと主張した[16]。

　プラトンから，ラグビー校[†10]のアーノルド校長(Thomas Arnold)[†11]にいたるまでの，およそ真の教育者の誰もがそうであるように，ナイチンゲールは，「単なる学習とは別の人格の訓練の重要性」を絶えずくり返し口にした。ここで私たちは，看護の理想に対する責任は現に私たちにかかっており，私たちは身をもってする手本，励ましとなって，この職業に入って来る人たちにその理想を伝えねばならないというテーマに立ち戻る。看護の理想は私たちが高く掲げるもの，練りつつある思想である。なぜならば，それは現代社会が叫び求める「最終産物」とは思えないからである。私たちは物理的な障害ばかりでなく，相容れない世界観のある時代における意志決定の困難にも直面している[17]。私たちが持ち続けなければならないのは，当代の科学的知識と結びついたナイチンゲールの強固な目的意識であり，私たちはこれを，看護サービスという重荷を負い，かつそれをする幸せと喜びを味わうべく精選された人たちに手渡していかねばならない。

参考文献

1) Prock, V. N.（1975）：Implications of change for nursing practice and education. Redesigning Nursing Education for Public Health, Roberts, D. E. & Freeman, R. B. eds., Report of the Conference, May 23–25, 1973, Pub. no.（HRA）75–75, Washington：Department of Health Education and Welfare.
2) Noack, H.（1979）：Medical Education and Primary Health Care, London：Croom Helm.
3) Personal discussions in Health Manpower Division, 1978–79, Geneva：WHO.

†10　英国のラグビー（Rugby）にある有名なパブリック・スクール。
†11　1795-1842。ラグビー校の校長としてパブリック・スクールの教育を刷新した。詩人マシュー・アーノルドの父。

4) Lippard, V.（1974）：A Half-Century of American Medical Education, 1920-1970, New York：Josiah Macy Jr. Foundation.

5)（1977）：World Health Statistics Annual Geneva：WHO.

6) Kiernan, K. E., Colley, J. R. T. *et al.*（1976）：Chronic cough in young adults in relation to smoking habits, childhood environment and chest illness. *Respiration*, 33.

7) Office of Health Economics（1977）：Preventing Bronchitis, London.

8)（1976）：Fit for the Future（Court Report）, London：HMSO.

9) Stanton, A. N. *et al.*（1978）：Terminal symptoms in children dying suddenly and unexpectedly at home. *British Medical Journal*, 2：1249.

10) Nightingale, F.（1871）：Introductory Notes on Lying-in Institutions, Together with a Proposal for Organising an Institution for Training Midwives and Midwifery Nurses, London：Longmans, Green.

11) Cook, E. T.（1914）：The Life of Florence Nightingale, London：Macmillan.

12) *Nursing Times*, December 6th 1979, News Item：W. Midlands Nursing and Midwifery Working Party.

13) *Nursing Times*, November 29th 1979, News Item.

14) WHO Statistics（1977）：Geneva：WHO.

15) *Punch*, October 25th 1879.

16) Seymer, L. R.：National Commemoration Day：May 8th 1954.

17) Dixson, W.（1954）：Is there a professional ideal? *Nursing Times*, L（19）.

訳書

10) 薄井坦子, 小玉香津子訳：産院覚え書. 綜合看護, 18（1）-（4）, 19（1）-（2）.

付　録

表 1 国民保健サービス（NHS）の看護・助産職員（1979 年 3 月 31 日現在）

	管理機関職員と見習い看護師を含む総数		看護および助産職員全数（見習い看護師は含むが管理機関の職員は除く）*		看護および助産職員全数（管理機関職員および見習い看護師を除く）	
	フルタイム相当	%変化 3 月 1978/79	フルタイム相当	%変化 3 月 1978/79	フルタイム相当	%変化 3 月 1978/79
イングランド全体	351,594.9	+2.6	347,483.1	+2.5	346,908.5	+2.6
北部地方保健局	23,180.0	+3.6	23,178.0	+3.6	23,134.0	+3.7
ヨークシャー地方保健局	27,104.6	+3.4	27,104.6	+3.4	26,984.9	+3.5
トレント地方保健局	30,660.5	+4.6	30,660.5	+4.7	30,425.1	+5.0
東部アングリア地方保健局	12,469.4	+2.9	12,433.7	+3.0	12,416.7	+3.1
テムズ川北西地方保健局	26,997.8	+4.6	26,007.1	+4.1	25,989.1	+4.1
テムズ川北東地方保健局	30,487.4	+0.4	29,453.9	+1.0	29,453.9	+1.1
テムズ川南東地方保健局	29,859.9	+1.5	29,071.7	+1.1	29,054.7	+1.1
テムズ川南西地方保健局	22,650.4	−0.7	21,841.4	−1.7	21,841.4	−1.7
ウェセックス地方保健局	18,798.2	+3.5	18,756.4	+3.3	18,746.9	+3.3
オックスフォード地方保健局	13,974.1	−0.9	13,947.8	−0.9	13,947.8	−0.8
南西部地方保健局	23,220.0	+4.0	23,211.5	+4.0	23,204.5	+4.0
西中部地方保健局	35,987.0	+2.7	35,873.6	+2.8	35,846.6	+2.8
マーシー地方保健局	20,510.1	+1.8	20,505.4	+1.8	20,503.4	+1.9
北西部地方保健局	31,249.6	+3.3	31,249.3	+3.3	31,171.3	+3.3
ロンドン卒後教育病院	4,454.9	+4.9	4,188.2	+4.5	4,188.2	+4.5

・輸血センターの地方，地域，病院，コミュニティ各看護および助産職員と看護見習い者を含む。
・「—」は 0 ないしそれに近いことを意味する。
* ：1978 年 9 月 30 日におけるスコットランドの職員数＝53,903 フルタイム相当。
　　1978 年 12 月 31 日における北部アイルランドの職員数＝16,075 フルタイム相当。
　　1978 年 9 月 30 日におけるウェールズの職員数＝22,386 フルタイム相当。
出典：保健・社会保障省統計調査局（SR Fylde E）。

免許取得の看護および助産職員		登録前の学生および生徒看護師と生徒助産師		無資格看護職員（見習い看護師を除く）		看護見習い者	管理機関の看護師および助産師	
フルタイム相当	%変化 3月 1978/79	フルタイム相当	%変化 3月 1978/79	フルタイム相当	%変化 3月 1978/79	フルタイム相当	フルタイム相当	%変化 3月 1978/79
192,374.9	+2.7	72,922.6	−1.5	81,611.0	+6.2	574.6	4,111.8	+10.6
13,326.0	+1.7	4,683.3	+2.2	5,124.7	+10.6	44.0	2.0	—
14,440.4	+2.9	6,120.8	+2.8	6,423.7	+5.6	119.7	—	—
16,560.4	+7.3	6,489.8	−0.6	7,374.9	+5.3	235.4	—	—
6,677.5	+3.9	2,496.7	+0.2	3,242.5	+3.9	17.0	35.7	−32.6
15,168.7	+7.4	6,480.1	−2.4	4,340.3	+3.4	18.0	990.7	+20.2
15,618.7	−1.9	8,234.6	+5.0	5,600.6	+4.1	—	1,033.5	−13.9
17,020.7	+3.8	6,149.5	−7.6	5,884.5	+3.5	17.0	788.2	+22.4
12,808.8	−0.7	4,245.6	−7.8	4,787.0	+1.3	—	809.0	+38.0
10,424.6	+4.9	2,983.1	−2.2	5,339.2	+3.6	9.5	41.8	+563.5
7,659.7	+0.2	2,807.2	−8.0	3,480.9	+3.3	—	26.3	+6.9
12,609.5	+4.3	4,213.2	+2.5	6,381.8	+4.3	7.0	8.5	+203.6
18,636.1	−0.8	6,804.6	−4.2	10,405.9	+16.1	27.0	104.4	−7.8
11,317.3	+0.9	3,982.8	−0.6	5,203.3	+6.1	2.0	4.7	−51.0
17,184.8	+4.3	6,520.3	−2.5	7,466.2	+6.5	78.0	0.3	—
2,921.7	+4.3	711.0	−2.1	555.5	+15.7	—	266.7	+10.5

覚え書き：

看護師，助産師，専門職および技術職のヘルスサービス職員に比べれば，医師と歯科医師は，数字の上では雑輩である。彼らは全職員の約15％を占める……。これと同じような分析が，これら「少数派の医療職」の役割と責任と教育を記述した最初の医療法ができた1858年に行われたならば，医師と歯科医師は，若干の薬剤師の助けを借りて，保健医療分野のほぼ独占者であることが明らかにされたであろう。

(Acheson, E. D. (1973)：Educational consequences in Great Britain. Report of Royal Society of Medicine and Josiah Macy Jr Foundation Conference 1972：The Greater Medical Profession, New York：Josiah Macy Jr Foundation, p. 192 より）

表2　看護師数（フルタイム相当）（UK, 1977年）

	イングランド	ウェールズ	スコットランド	北部アイルランド[*1]	UK
病院看護職員					
登録看護師	87,966	5,385	12,217	4,766	110,334
准登録看護師	50,527	3,221	7,186	2,274	63,208
学生看護師	53,765	2,353	7,006	2,923	66,047
生徒看護師	20,288	1,378	3,206	697	25,569
その他の看護師	73,494	5,322	15,859	2,689	97,364
計	286,040	17,659	45,474	13,349	362,522
プライマリー・ヘルスケア・サービス職員					
巡回保健員	8,477	522	1,249	375[*2]	10,623
地区看護師	12,649[*3]	1,088[*3]	1,192	351[*2]	15,280
学校看護師	2,330	114	373	78[*2]	2,895
その他の看護師	7,482	498	1,193	67[*2]	9,240
計	30,938	2,222	4,007	871[*2]	38,038
助産師					
有資格助産師					
病院	12,142	775	1,997	783	15,697
プライマリー・ヘルスケア	3,041	100	92	351[*2]	3,584
生徒助産師					
病院	4,572	218	1,106	203	6,099
プライマリー・ヘルスケア	166	—	—	—	166
その他の助産職員	—	705	—	—	705
計	19,921	1,798	3,195	1,337	26,251
管理運営に携わる看護および助産職員	1,863	107	400[*4]	396[*2]	2,766
輸血サービス看護師	896	40[*5]	—	33[*2]	969[*1]
総計	339,658	21,786	53,076	15,986	430,506

*1：北部アイルランドは1978年のデータ。
*2：フルタイム相当ではない。
*3：地区看護師としての訓練を受けている者を含む。
*4：公共サービス機関の職員を含む。
*5：該当する等級の病院看護職員数に含まれる。
出典：王立国民保健サービス委員会報告書（1979年）を編集。

表3 4地方における病院の有資格看護・助産職員の年齢分布
（1976年9月30日現在）

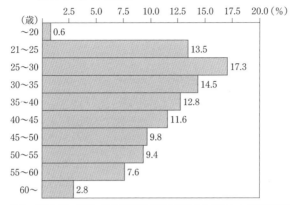

出典：1979年に保健・社会保障省が王立委員会に提示した「国民保健
　　　サービスの職員構成，イングランド」による。

表4 1978年4月1日から訓練を受け始め，同年10月27日時点で名簿に記載されていたイングランドおよびウェールズの学生・生徒
（　）は総数に対する割合（%）

年齢	学生看護師の数			生徒看護師の数			学生および生徒の総数
～17	女	男	計	女	男	計	302(3)
	126(3)	2(-)	128(3)	167(4)	7(3)	174(4)	
18～19	1,847(43)	61(10)	1,908(39)	1,853(41)	58(21)	1,911(40)	3,819(40)
19～20	753(18)	45(8)	798(16)	824(18)	36(13)	860(18)	1,658(17)
20～21	273(6)	31(5)	304(6)	434(10)	35(13)	469(10)	773(8)
21～25	764(18)	174(29)	938(19)	536(12)	76(27)	612(13)	1,550(16)
26～30	275(6)	183(31)	458(9)	204(5)	30(11)	234(5)	692(7)
30～40	190(4)	82(13)	272(6)	339(8)	21(8)	360(8)	632(7)
41～	45(1)	18(3)	63(1)	123(3)	17(6)	141(3)	204(2)
総計	4,273	596	4,869	4,481	280	4,761	9,630

1975年には，6月までに看護学校に入学した女子学生の約52.5%は19歳以下であった。男子は，看護の道に入るのが女子より遅い傾向があり，15.3%が19歳以下，55%ほどが20代，13.5%がそれ以上の年齢であった。

生徒看護師の年齢パターンはこれと若干異なり，女子の36.2%が19歳以下，31.9%が30代であった。この場合も男子の年齢は高い傾向にあり，19歳以下は15%で，58.8%が30代であった。

1978年4月1日始業の訓練学校に入学し，10月27日現在で全国看護師協議会の名簿に記載されていたイングランドおよびウェールズの学生・生徒についての最新データが**表4**である。

出典：全国看護師協議会報告，No.2 GNB 27.10.78。1979年3月に保健・社会保障省が王立委員会に提示した「国民保健サービスの職員構成，イングランド」による。

エピローグ

　比較検討を試みたいテーマはもっとたくさんあるが，以上の内容は『看護覚え書き』に盛られたそれらに限った。

　周知のように，ナイチンゲールは，彼女にとって，また，現代の看護師にとって関心のある事柄について，他にも多くを書いた。それらのなかには，よい看護師の特性，看護倫理，宗教，時間厳守，ホスピタリティ，人間が作り出す葛藤，捕虜，ホスピス，病院の日課，患者の日，健康増進センター，外来患者，インド，衛生兵と医療補助者，他人の大群などがある。こうした事柄の変化，進歩，あるいは不首尾についてはいずれ誰かに書いてもらわねばならない。

　確かに過去120年の間，看護には変化も進歩も不首尾もあった。それらのあるものはナイチンゲールを悲しませ，あるいは苦しませさえするであろう。あるものは彼女を満足させ，あるいは喜ばせさえするであろう。後者には，1979年のかの特記すべき出来事が入るに違いない。つまり，彼女は「世間の賞賛を心配し，疑って」いたとは言え，多大の尊敬と賞賛を寄せられている英国の一看護師に女王陛下が最近授与されたはじめての一代爵位への私たちの喜びと誇りを共にしてくれるであろう。そして，彼女自身が授与された有功勲章やロンドン栄誉市民権に対してと同じように，「世間が与えてくれる名誉は，それを受ける人々よりは別の人たちにとって本当に価値のあることがある」と考えるのではなかろうか。さらに言うならば，女王から授与されたこの素晴らしい名誉には，ナイチンゲールの永遠の記念碑である看護という職業に，新たな注目を呼ぶ効果がある。

訳者略歴

小玉香津子
元聖母大学教授・看護学部長
1959年東京大学医学部衛生看護学科卒。同学科基礎看護学講座,
神奈川県立衛生短期大学を経て,'91年日本赤十字看護大学教授。
この間,'82〜'83年日本看護協会出版会「看護」編集長。
'99年名古屋市立大学看護学部教授・学部長。'04年聖母大学教授。'07〜'11年同学部長。
主な訳書:『看護の歴史』『看護はいま:ANAの社会政策声明』
　　　　　『ヴァージニア・ヘンダーソン語る,語る。』『ヴァージニア・ヘンダーソン選集』
共　訳　書:『看護の基本となるもの』『看護論』『フロレンス・ナイティンゲール 看護覚え書き』
　　　　　『ナイチンゲール著作集』
主な著書:『ナイチンゲール,人と思想』『看護学―小玉香津子講義集』
共　　　著:『看護学概論』『看護学事典』

ミュリエル・スキート 看護覚え書き
看護学と看護術

2020年3月1日　第1版第1刷発行　　　〈検印省略〉

著　者……ミュリエル・スキート

訳　者……小玉香津子

発　行……株式会社 日本看護協会出版会
〒150-0001　東京都渋谷区神宮前5-8-2　日本看護協会ビル4階
〈注文・問合せ／書店窓口〉TEL/0436-23-3271　FAX/0436-23-3272
〈編集〉TEL/03-5319-7171
https://www.jnapc.co.jp

装丁・本文デザイン……臼井新太郎
表紙装画……鈴木恵美
印　刷……三報社印刷 株式会社

©2020　Printed in Japan　ISBN978-4-8180-2257-7